NOUVEAU SUPPLÉMENT

À LA

BIBLIOGRAPHIE

DES

MAZARINADES

Extrait

du

Bulletin du Bibliophile

TIRÉ A CENT CINQUANTE EXEMPLAIRES

ERNEST LABADIE

NOUVEAU SUPPLÉMENT

A LA

BIBLIOGRAPHIE

DES

MAZARINADES

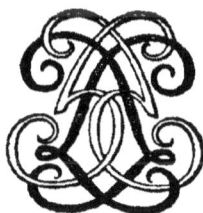

PARIS

LIBRAIRIE HENRI LECLERC

219, RUE SAINT-HONORÉ, 219

et 16, rue d'Alger.

1904

AVANT-PROPOS

Tous les érudits qui se sont occupés sérieusement de l'histoire de la Fronde, tous les bibliothécaires et tous les collectionneurs qui ont eu à rechercher et à classer ces innombrables pièces historiques connues sous le nom de Mazarinades, connaissent l'excellente bibliographie que nous en a laissée C. Moreau, l'ancien conservateur de la Bibliothèque nationale de Paris (1).

L'auteur de ce travail des plus consciencieux a cité plus de quatre mille pièces publiées à Paris et en province de 1649 à 1653. A la fin de l'ouvrage il a donné un premier supplément, et quelques années plus tard il en fit paraître un second dans ce même *Bulletin du Bibliophile* (2), qui nous offre aujourd'hui l'hospitalité.

Depuis, d'autres suppléments ont paru faisant connaître de nouvelles Mazarinades (3), mais comme on va le voir le dernier mot n'a pas été dit.

Nous recherchons depuis longtemps tous les livres, brochures ou impressions quelconques intéressant la bibliographie bordelaise, et au fur et à mesure que notre

---

(1) Bibliographie des Mazarinades, publiée pour la Société de l'histoire de France, par C. Moreau. *Paris, J. Renouard et Cⁱᵉ*, 1850-1851, 3 vol. in-8.

(2) Supplément à la Bibliographie des Mazarinades, *Bulletin du Bibliophile*, 1862, p. 786 à 829.

(3) Supplément à la Bibliographie des Mazarinades par Phil. Van der Haegen, *Bulletin du Bibliophile belge*, T. XV, p. 384 à 395.— Supplément à la Bibliographie des Mazarinades par Émile Socard, *Cabinet historique*, T. XXII (1876), 31 pp. — Mazarinades inconnues publiées avec avertissement, notes et appendice, par Ph. Tamizey de Larroque. *Bordeaux*, 1879, in-16, 141 pages.

collection de Mazarinades locales s'augmentait, nous nous apercevions que de nombreuses pièces n'étaient pas citées dans Moreau ni dans les suppléments. De plus nous relevions de temps en temps dans certains dépôts de nouvelles pièces absolument inconnues. Nous sommes arrivé ainsi à établir une liste de plus de trois cents numéros et le moment nous a paru venu de publier un nouveau supplément.

Nous avons été encouragé dans notre idée par plusieurs personnes des plus compétentes et notamment par le directeur de ce Bulletin, Monsieur Georges Vicaire, qui nous a offert très gracieusement quelques pages de ce vieux périodique cher aux bibliophiles. Nous acceptâmes avec d'autant plus d'empressement, que c'était le plus sûr moyen de faire arriver notre supplément jusqu'aux travailleurs sérieux auxquels il pouvait être utile.

Nous le répétons, la bibliographie de Moreau est un ouvrage de premier ordre dans le genre. L'infatigable érudit a dû, pour classer ses articles, lire presque toutes les pièces qu'il a analysées, et nous venons de dire qu'il y en a plus de quatre mille ! La plupart de ces articles sont accompagnés de notes abondantes et certaines ont deux ou trois pages. Aussi, loin de nous la pensée de lui reprocher d'avoir ignoré les trois cents pièces que nous allons décrire. Le seul tort qu'il a eu c'est de ne pas s'être rappelé qu'à Bordeaux la Fronde avait sévi plus que partout ailleurs et que pendant ces cinq années de guerre civile les presses bordelaises avaient été des plus productives. Toutes les impressions sorties de ces ateliers (1) étaient frondeuses et

(1) Il y avait à ce moment à Bordeaux trois imprimeurs : Jacques Mongiron Millanges, Guillaume de Lacourt et Pierre du Coq. On peut

beaucoup d'entre elles, les plus violentes, saisies par la police de Mazarin, c'est-à-dire du duc d'Épernon, son représentant en Guyenne, ne parvinrent pas jusqu'à la capitale. C'est ce qui explique pourquoi elles ne figurent pas dans les recueils formés à Paris et que Moreau a eus à sa disposition.

Mais heureusement qu'il y avait alors dans la capitale de la Guyenne des curieux, des collectionneurs qui songèrent à recueillir tous ces pamphlets inondant chaque jour la place publique. Quelques-unes de ces collections sont parvenues jusqu'à nous et c'est elles qui nous ont fourni la majeure partie des pièces ignorées jusqu'à présent. Nous pouvons citer le recueil de Pontac, greffier du Parlement de Bordeaux, aujourd'hui chez nous ; celui de Montaubricq, magistrat, conservé à la Bibliothèque municipale de Bordeaux ; celui du Grand Séminaire de cette ville dont la provenance nous est inconnue, et enfin les deux volumes que nous avons acquis tout récemment à la vente du comte de Chasteignier. Tous ces recueils formés pendant la Fronde ou un peu après par des magistrats bordelais, contiennent des Mazarinades qui ne se trouvent pas ailleurs et que Moreau n'a pu rencontrer dans les bibliothèques publiques de Paris. Plus heureux que Moreau nous avons eu en mains tous ces vieux in-quarto du XVIIᵉ siècle et c'est après les avoir dépouillés avec soin que nous pouvons fournir un nouveau contingent à la bibliographie des Mazarinades.

Nous avons encore puisé largement dans la merveilleuse collection qui vient d'être constituée à la Biblio-

consulter sur ces typographes notre ouvrage *Notices biographiques sur les Imprimeurs et Libraires bordelais des XVIᵉ, XVIIᵉ et XVIIIᵉ siècles...* Bordeaux, 1900, in-8°,

thèque Mazarine. Il y a dans ce superbe dépôt public
un conservateur qui a consacré plusieurs années à réu-
nir la série la plus complète de Mazarinades qui ait
jamais été faite. Si vous descendez dans une des salles
basses de la Mazarine, vous pourrez admirer, rangées
en ordre parfait, plus de cinq mille plaquettes très
bien reliées, classées et cataloguées dans toutes les règles.
M. Armand d'Artois, le créateur de cet ensemble unique,
a d'autant plus de mérite de s'être livré à ce travail
considérable, qu'écrivain distingué, critique dramatique
très apprécié et poète à ses heures, il lui a fallu beaucoup de courage pour se lancer dans le maquis de la
bibliographie abstraite. Mais il est arrivé à ce résultat,
que nous avons maintenant en France une collection
presque complète (1) de Mazarinades facile à consulter
et que cette collection se trouve à sa véritable place, à
la Bibliothèque Mazarine.

M. d'Artois nous a permis de faire des recherches
pour notre supplément dans ce fonds inappréciable
et de prendre des notes dans son catalogue. Nous sommes heureux de pouvoir lui en exprimer publiquement
notre reconnaissance, et nous espérons que le modeste
supplément exclusivement bordelais que nous publions
aujourd'hui, ne sera pas inutile pour le supplément

---

(1) Nous disons presque complète, car certaines raretés qui ne se
trouvent qu'à Bordeaux doivent faire le désespoir de l'honorable
bibliothécaire:

Mais l'avare Achéron ne lâche point sa proie.

L'avare Achéron c'est l'ad-mi-nis-tration et peut-être aussi certain
collectionneur de sa connaissance. Mais M. d'Artois est un chercheur
tenace, qui a eu déjà la main heureuse et il est certain qu'il réussira
à compléter ses séries.

général et définitif que l'on attend du distingué conservateur.

La Bibliothèque municipale de Bordeaux possède elle
aussi une très riche série de pièces relatives à la Fronde, surtout à la Fronde bordelaise. Grâce à la complai-
sance habituelle de son conservateur, M. Raymond
Céleste, nous avons pu consulter ce fonds à notre aise
et nous tenons à lui renouveler ici nos remerciements.

E. L.

Bordeaux, Avril 1903.

EXPLICATION DES ABRÉVIATIONS

Les Mazarinades dont la liste va suivre étant toutes très rares et très difficiles à se procurer, nous avons indiqué par des abréviations les dépôts ou les collections où elles sont conservées. Voici l'explication de ces abréviations :

Bibl. Bordx..... Bibliothèque Municipale de Bordeaux.
Bibl. Mazarine.. Bibliothèque Mazarine de Paris.
Cat. Mazarine... Catalogue des Mazarinades de cette bibliothèque.

C'est-à-dire, notes de M. d'Artois.

Bibl. Nat.............. Bibliothèque Nationale de Paris.
Gd Séminaire de Bordx. Recueil du Grand Séminaire de Bordeaux.

Ce recueil a été inventorié par Tamizey de Larroque — voir la note de la page V — mais d'une manière si insuffisante que nous avons cru devoir reproduire ici les titres des pièces qui entraient dans notre cadre de travail.

Astérisque devant les nos.... Bibliothèque E. Labadie, Bordeaux

Toutes les pièces sans indication de format sont in-quarto. Nous avons suivi rigoureusement le classement adopté par Moreau.

NOUVEAU SUPPLÉMENT

A LA

BIBLIOGRAPHIE DES MAZARINADES

1. A Son Altesse Serenissime Monseigneur le prince de Conty. Sonnet. — *S. l. n. d.*, placard in-fol.

    Signé : P.-H. Galatheau, Escholier. — Relatif à la Fronde et à la paix. — Bibl. de Bordx, 308.

* 2. ACTE d'Opposition faict par le Procureur Syndic du Couvent des Augustins de Bourdeaux, sur la Sepulture du corps de M. le Duc d'Espernon. *S. f. de titre, n. l. n. d.*, 8 pages.

    Daté, à la fin, de Bordeaux, ce 19 janvier 1650, et signé : F. Eleuthère, Syndic; Lhéritier, Notaire royal. Fait suite au *Codicille*, nº 124, de ce supplément. — Gᵈ Séminaire de Bordx.

* 3. ADVIS des bonnes âmes de Paris envoyez aux vrays Frondeurs de Bourdeaux. *S. f. de titre, n. l. n. d.*, 3 pages.

4. ADVIS d'un veritable amy à Messieurs de Bordeaux. *S. l. n. d.*, 8 pages.

    Bibl. de Bordx, 8743.

5. ADVIS important aux peuples de la Guienne, sur l'Entrée de l'armée du Comte d'Harcourt dans la Province. *S. l.*, 1652, 16 pages.

    Dédié « à Monseigneur le Prince de Conty. » Impression bordelaise. Les pages 13 et suivantes ont été composées en caractères plus petits. — Bibl. Mazarine, 10048.

6. ADVIS important et necessaire envoyé à Messieurs de Bourdeaux par un Ministre d'Estat, touchant les desseins que la Cour à *(sic)* sur leur Ville. — *S. f. de titre, n. l. n. d.*, 8 pages.

    Bibl. de Bordx, 8748.

7. AMOUR (l') des Bourdelois envers Messieurs les Princes. *S. f. de titre, n. l. n. d.*, (1650), 8 pages.

G^d Séminaire de Bordx et Bibl. de Bordx, 25994 h.-53.

* 8. APOLOGIE de Messieurs les Deputez du Parlement de Bordeaux sur les affaires de ce Temps. *S. l.* 1650, 8 pages.

Nous avons deux éditions de cette pièce : la seule différence entre elles est que l'une a un fleuron sur le titre et que l'autre n'en a pas. Il y a, de plus, une troisième édition de 12 pages. L'auteur est Constans, Jurat de Bordeaux, un des députés.

9. APOLOGIE de Monsieur D'Espernon, Prince de Buch. *S. l.*, 1651, 11 pages.

Sur le titre de l'édition indiquée par Moreau, n° 102, il n'y a que les initiales M. D. P. D. B. — Bibl. de Bordx, 25994.

* 10. APOLOGIE pour le Parlement de Bourdeaux, Et pour le Pere Bonnet : Contre le Curé Bourdelois. A Messeigneurs du Parlement. *S. l.* 1651, 8 pages.

Moreau, n° 123, ne cite que l'édition de 16 pages. — Voir sur le *Curé Bordelais* les n°s 123, 189, 853, 1207 et 1772 de Moreau.

11. APOLOGIE pour l'Ormée. Par un de l'Assemblée de Messieurs les Bourgeois. Dédié à Monseigneur le Prince de Conty, *S. l., n. d.*, 40 pages.

La dédicace est signée : L. Sr de L. — Bibl. de Bordx, 8748.

* 12. APPARITION du Mazarin au paysant Gascon apres le naufrage : luy racontant ses adventures de l'autre monde. Avec l'imprudence de son grand Camarade Bernard. Ensemble la Chanson d'Harri Bernard & d'harri Nanon. *S. l.*, 1651, 12 pages

Pièce curieuse en vers français et patois bordelais. A la fin on trouve : « Canson noubelle de Bernat, et de sa Nanon. Sur l'air, *Vas-y voir toy-mesme* », etc. — Bibl. de Bordx, 25994 J-9. — Cette mazarinade aurait été réimprimée en 1788.

* 13. ARCHI-MAZARINADE burlesque, représentée sur le quay du Chapeau-rouge à Bourdeaux, la veille du Dimanche des Bacchanales. — *S. f. de titre, n. l. n. d.*, 8 pages.

Pièce ordurière en vers de huit pieds. — Bibl. de Bordx, 25994 J-42.

14. ARRÈT de la Cour des Aides (en réponse à l'arrêt du Parlement d'Agen, du 13 mars 1649.) Du 18 mars 1649.

Cat. Mazarine, qui attribue cet arrêt à la Cour des Aides de Guienne.

15. ARREST de la Cour de Parlement du tresiesme Mars mil six cens quarante neuf. Concernant la Cour des Aydes. *A Bourdeaux, chez Guillaume Millanges Imprimeur ordinaire du Roy*, 1649, 7 pages.

Bibl. de Bordx, 10504.

* 16. ARRESTS de la Cour de Parlement de Bourdeaux. Donnez les Chambres assemblées, le 30 Mars 1649. sur l'esloignement des Gens de guerre, & autres occurences presentes. *A Bourdeaux, par Guillaume Millanges, Imprimeur ordinaire du Roy*, 1649, 8 pages.

Du 30 mars. — Bibl. de Bordx, 10504.

* 17. ARREST de la Cour de Parlement de Bourdeaux, touchant la Noblesse de la Province, du premier d'Avril 1649. *A Bourdeaux, par Guillaume Millanges, Imprimeur ordinaire du Roy*, 1649, 5 pages.

L'arrêt est daté, à la fin, du 3 avril 1649. — G^d Séminaire de Bordx et Bibl. de Bordx, 10504.

* 18. ARREST de la Cour de Parlement de Bourdeaux. Du 3 Avril 1649. portant defenses d'arrester les Courriers & autres Messagers. *A Bourdeaux, par Jacques Mongiron Millanges, Imprimeur ordinaire du Roy*, 1649, 4 pages.

Bibl. de Bordx, 10504.

* 19. ARREST de la Cour de Parlement de Bourdeaux, du troisiesme Avril 1649. Par lequel il enjoint à tous Maires, Jurats & Consuls des Villes, Bourgs, Villages & Chasteaux de la Seneschaussée & Ressort de la Cour, de faire garde pour le service du Roy, & pour leur conservation. *A. Bourdeaux, par J. Mongiron Millanges, Imprimeur ordinaire du Roy*, 1649, 4 pages,

* 20. ARREST de la Cour de Parlement de Bourdeaux, du cinquiesme Avril 1649. Par lequel il est deffendu aux Coltisateurs & Collecteurs des Parlements, de se dessaisir des Tailles, des années 1647. & 1648. *A Bourdeaux, par Mongiron Millanges, Imprimeur ordinaire du Roy*, 1649, 4 pages.

Bibl. de Bordx, 10504.

* 21. ARREST de la Cour de Parlement de Bourdeaux, Concernant la Ville & Citadelle de Libourne. *A. Bourdeaux, par Guillaume de la Court, Imprimeur ordinaire du Roy*, 1649, 7 pages.

Du 5 avril 1649. — G^d Séminaire de Bordx.

* **22.** ARREST de la Cour de Parlement de Bourdeau, portant decret de prinse de corps, & appel à trois briefs jours faute de les apprehender, contre certains personnages y dénomez, du 7. d'Avril 1649. *A Bourdeaux, par J. Mongiron Millanges, Imprimeur du Roy*, 1649, 7 pages.

* **23.** ARREST de la Cour de Parlement de Bovrdeav, par lequel il est permis aux Comtes & Cottisateurs des Parroisses, qui sont és environ de la présente Ville, d'achetter des armes, poudres, mesches & balles pour leur deffense & seureté : dont les fraix leur seront déduicts & precomptez sur les deniers de la Taille. *A Bourdeaux, par J. Mongiron Millanges, Imprimeur ordinaire du Roy*, 1649, 4 pages.

Du 9 avril 1649.

24. ARREST de la Cour de Parlement de Bordeaux, du 9. Avril 1649. Par lequel il enjoint à toutes personnes de quelque qualité & condition qu'ils soient, d'apporter ou envoyer au Conseil de la ville & police d'icelle, toutes les Ordonnances qui ont esté ou seront par ey apres signiffiées, remises ou publiées de la part du Sieur Duc d'Espernon. *A. Bourdeaux, par J. Mongiron Millanges, Imprimeur ordinaire du Roy*, 1649, 4 pages.

Bibl. de Bordx, 10504.

* **25.** ARREST de la Cour de Parlement de Bourdeaux, contre ceux qui guident et conduisent les gens de guerre dans les Paroisses du plat pays pour piller, voller & ruyner les maisons des Propriétaires & Habitans du pays. *A. Bourdeaux, par Jacques Millanges, Imprimeur ordinaire du Roy.* 1649, 4 pages.

Du 10 avril 1649. — Supercherie typographique, l'imprimeur Jacques Millanges étant mort en 1625.

* **26.** ARREST de la Cour de Parlement de Bourdeaux, portant assignation au poteau de la présente Ville, & appel à trois briefs jours, & tous leurs biens saisis & annottez, contre les dénommez en iceluy ; Avec l'exploict de Publication. *A Bourdeaux, par Jacques Millanges, Imprimeur ordinaire du Roy*, 1649, 4 pages.

Daté du 16 avril 1649. — Bibl. de Bordx, 10504. — Supercherie typographique comme pour le précédent.
Les dénommés sont : Pontac Danglade, Quirac, Boisroche, Fauchier, soi-disant Lieutenant-général au siège de Libourne, Deymère, Juge de Saint-Emilion, Tauzin, Juge de Barsac.

* **27.** ARREST de la Cour de Parlement de Bordeaux, par lequel il est ordonné, que tous ceux qui voudront

volontairement servir le Roy & le Public, donneront leurs noms au Sieur Marquis de Chambaret. Du dix-septiesme Avril 1649. *A Bourdeaux, par J. Mongiron Mil-langes, Imprimeur ordinaire du Roy*, 1649, 4 pages.

Bibl. de Bordx, 10504.

28. ARREST de la Cour de Parlement de Bourdeaux, par lequel il est ordonné, que tous les Chevaux qui sont en la presente Ville & Fauxbourgs propres pour la guerre seront delivrez par l'ordre du Marquis de Chambaret pour l'opposer aux ennemis. Du vingt-sixième Avril 1649. *A Bourdeaux, par Jacques Millanges, Imprimeur du Roy*, 1649, 4 pages.

Bibl. de Bordx, 10504.

29. ARREST de la Cour de Parlement de Bourdeaux, par lequel il est enjoint à tous les Habitans de la presente Ville, de fournir un soldat ou plusieurs ou partie, ou argent suivant leurs facultez. Du 26 Avril 1649. *A Bour-deaux, par J. Mongiron Millanges, Imprimeur ordinaire du Roy*, 1649, 4 pages.

Bibl. de Bordx, 10504.

30. ARREST de la Cour de Parlement de Bourdeaux, du trentième jour d'Avril 1649. Concernant l'eslection de Juge & Consuls de la Bource. *A Bourdeaux, par J. Mon-giron Millanges, Imprimeur ordinaire du Roy*, 1649, 7 pages.

Bibl. de Bordx, 10504.

31. ARREST de la Cour de Parlement de Bourdeaux, por-tant convocation des Villes et Communautés du Res-sort, de venir promptement secourir ladite Ville contre les oppressions, volleries, violemens & impiétés exe-crables, commises par les Gens de guerre commandez par le Sieur Duc d'Espernon. *A. Bourdeaux, par J. Mon-giron Millanges, Imprimeur ordinaire du Roy*, 1649, 7 pages.

Du 30 avril. — Bibl. de Bordx, 10504.

32. ARREST de la Cour de Parlement de Bourdeaux, par lequel il est ordonné, que les Bourgeois & Habitans de la presente Ville, presteront serement de fidellité con cernant le service du Roy, & defense de la presente Ville. Du 1. de May 1649. *A. Bourdeaux, par J. Mongiron Millanges, Imprimeur ordinaire du Roy*, 1649, 6 pages.

33. ARREST de la Cour de Parlement de Bordeaux, portant inhitions & deffenses à tous Recardiers, Recardieres

& autres Habitans de la presente Ville, d'achetter aucuns
meubles, ornemens d'Eglises & autres choses y men-
tionnés, pillez & vollez par les Gens de guerre commandez par le Sr Duc d'Espernon. Du 7. Mai 1649. *A Bourdeaux, par J. Mongiron Millanges, Imprimeur du Roy.*
1649, 7 pages.

Bibl. de Bordx, 10504-13. — En patois bordelais *Recardier*
veut dire *Revendeur.*

* 34. ARREST de la Cour de Parlement de Bourdeaux, touchant la desmolition de la Citadelle de Libourne, & autres choses y mentionnées. *A Bourdeaux, par J. Mongiron Millanges, Imprimeur du Roy,* 1649, 8 pages.

Du 13 mai 1649. — Bibl. de Bordx, 10504-14.

* 35. ARREST de la Cour de Parlement de Bourdeaux. Du
21 Mai 1649. Concernant la cassation des Ordonnances
de Monsieur le Duc d'Espernon & la radiation des qua-
lités de Tres haut & Tres-puissant Prince, & Altesse,
qu'il prend & se fait donner induëment au prejudice de
Messeigneurs les Princes du Sang, Maison Royale, & autres Chefs, concernant la monnoie d'argent qu'il a fait
fabriquer sous son effigie & Armes, Noms & qualitez.
*A Bourdeaux, par J. Mongiron Millanges, Imprimeur or-
dinaire du Roy,* 1649, 11 pages.

Du 21 mai. — Bibl. de Bordx, 10504-18.

* 36. ARREST de la Cour de Parlement de Bourdeaux. Du
quinziesme Jour de Juin 1649. Portant cassation de l'Arrest du dix-huictiesme de Mars 1649, donné par la Cour
des Aydes. *A Bourdeaux, par J. Mongiron Millanges, Imprimeur ordinaire du Roy,* 1649, 7 pages.

Bibl. de Bordx, 10504-18.

* 37. ARREST de la Cour de Parlement de Bourdeaux, portant
cassation de l'Ordonnance donnée par les Jurats de la
presente Ville : Et deffences à toutes personnes de
quelle qualité & condition qu'elles soient de charger ny
faire charger des bleds sur les Ports de ladite presente
Ville, Libourne, Bourg, Blaye & autres Ports, pour le
transporter ez Pays estrangers, sur les peines portées
par ledit present Arrest. Du vingt-troisieme Juin 1649.
*A Bourdeaux, par J. Mongiron Millanges, Imprimeur
ordinaire du Roy,* 1649, 7 pages.

L'arrêt est du 18 juin et sa publication est du 23 du même
mois. — Bibl. de Bordx, 10504-19.

38. ARRÊT du Parlement (de Bordeaux) portant ordre ou

permission au Marquis de Lusignan de defendre sa maison, même par la force.

De juin 1649. — Cat. Mazarine.

* 39. ARREST de la Cour de Parlement de Bourdeaux. Du 12. Jour du mois de Juillet 1649. Concernant le grand nombre de personnes incognuës & gens sans adveu, qui vaguent dans la présente Ville. *A Bourdeaux, par J. Mongiron Millanges, Imprimeur ordinaire du Roy.* 1649, 7 pages.

Bibl. de Bordx, 10504-20.

* 40. ARREST de la Cour de Parlement de Bourdeaux. Du 16. Jour du mois de Juillet 1649. Contre certains personnages mal-affectionnez à la tranquilité publique, qui sement des discours dans la Ville au sujet du voyage du Sr. Ardant Jurat. *A Bourdeaux, par J. Mongiron Millanges, Imprimeur ordinaire du Roy,* 1649, 7 pages.

Bibl. de Bordx, 10504-22. — Moreau, nº 159, n'indique que 4 pages et donne *parsèment* au lieu de *sement.*
Il y a une édition de *Paris, jouxte la copie imprimée à Bourdeaux.*

* 41. ARREST de la Cour de Parlement de Bourdeaux. Du 23. jour du mois de Juillet 1649. Portant inhibitions & deffenses à toutes personnes de quelque qualité & condition qu'ils soient, de parler d'aboiition, & aux Jurats d'enregistrer n'y publier aucunes Lettres touchant ladite abolition. *A Bourdeaux, par J. Mongiron Millanges, Imprimeur ordinaire du Roy,* 1649. 7 pages.

* 42. ARREST de la Cour de Parlement de Bourdeaux. Portant que les Officiers de ladite Cour & Chambre de l'Ediot continueront l'exercice de leurs charges, pour le bien du service du Roy, & la conservation de la tranquillité publique. *A Bourdeaux, par J. Mongiron Millanges, Imprimeur ordinaire du Roy,* 1649, 11 pages.

Daté de Bordeaux, le 24 juillet 1649. — Bibl. de Bordx, 8748. — Moreau, nº 160, donne un titre incomplet pour l'édition de Bordeaux qui n'a que 11 pages.

* 43. ARREST de la Cour de Parlement de Bourdeaux, Portant enjonctions à tous Juges, Officiers, Maires & Consuls des Villes & Bourgs, de prester main forte à l'exécution du présent Arrest. *A Bourdeaux, par J. Mongiron Millanges, Imprimeur ordinaire du Roy,* 1649, 4 pages.

Du 28 juillet. — Bibl. de Bordx, 10504-24.

44. ARREST de la Cour de Parlement de Bourdeaux. Portant Inhibitions et deffences à toute sorte de personnes de quelque qualité & condition qu'ils soient d'empescher le transport & descente des bleds du hault pays. *A Bourdeaux, par J. Mongiron Millanges, Imprimeur ordinaire du Roy*, 1649, 4 pages.

Du 28 juillet. — Bibl. de Bordx, 10504-24bis.

45. ARREST de la Cour de Parlement de Bourdeaux, portant deffenses à toutes personnes de quelque qualité & condition qu'ils soient, de sortir de la Ville, & à ceux qui en sont sortis de retourner, sous les peines portées par ledit Arrest. *A Bourdeaux, par J. Mongiron Millanges, Imprimeur ordinaire du Roy*, 1649, 6 pages.

Du 2 août 1649. — Bibl. Bordx, 8748 et 10504-25.

46. ARREST de la Cour de Parlement de Bourdeaux. Portant inhibitions & deffenses à toutes sortes de personnes, de quelque qualité & condition qu'ils soient, de lever aucunes sommes et deniers extraordidaires, outre et pardessus les deniers des Tailles. *A Bourdeaux, par J. Mongiron Millanges, Imprimeur ordinaire du Roy*, 1649, 7 pages.

Du 4 août 1649. — Bibl. de Bordx, 10504-27.

47. ARREST de la Cour de Parlement de Bordeaux, portant inhibilions et deffenses à toutes sortes de personnes de quelque qualité & condition qu'ils soient, de faire aucun enlèvement de grains des maisons particulières sur les peines portées par ledit Arrest. *A Bourdeaux, par J. Mongiron Millanges, Imprimeur ordinaire du Roy*, 1649, 6 pages.

Du 12 août. — Bibl. de Bordx, 10504 29.

48. ARREST de la Cour de Parlement de Bourdeaux. Portant, que suivant l'Ordonnance des Jurats, seront faits des Moulins à bras, de dix en dix maisons. *A Bourdeaux, par J. Mongiron Millanges, Imprimeur ordinaire du Roy*, 1649, 4 pages.

Du 13 août 1649.

49. ARREST de la Cour de Parlement de Bourdeaux. Portant permission aux Jurats, de faire construire des Moulins à vent sur les remparts de la Ville de Bourdeaux. *A Bourdeaux, par J. Mongiron Millanges, Imprimeur ordinaire du Roy*, 1649, 4 pages.

Du 14 août. — Bibl. de Bordx, 10504-29.

50. ARREST de la Cour de Parlement de Bordeaux. Du quatorziesme Aoust 1649. Portant que le Roy sera informé des troubles excitez de nouveau, dans la ville de Bourdeaux, & Province de Guyenne, par la continuation des actes d'Hostilité. *A Paris, Jouxte la coppie imprimé [sic] à Bourdeaux*, 1649, 7 pages.

Bibl. de Marseille.

51. ARREST de la Cour de Parlement de Bourdeaux. Portant inhibitions & deffenses, à toutes sortes de personnes de quelque qualité & condition qu'ils soient, de tirer aucun d'armes, depuis huict heures du soir, jusques à cinq heures du matin. *A Bourdeaux, par J. Mongiron Millanges, Imprimeur ordinaire du Roy*, 1649, 4 pages.

Du 16 août. — Bibl. de Bordx, 10504-30.

* 52. ARREST de la Cour de Parlement de Bourdeaux, Portant inhibitions & deffenses à tous les Gentilshommes de ce ressort, de porter les armes à la suite du sieur Duc d'Espernon... *A Bourdeaux, par J. Mongiron Millanges, Imprimeur ordinaire du Roy*. 1649, 6 pages.

Du 16 août. — Moreau, nº 163, ne cite que l'édition de Parîs.

* 53. ARREST de la Cour de Parlement de Bourdeaux. Portant ënjonction à tous Batheliers des ports circonvoisins, de venir librement au port de la présente Ville, pour y continuer le Commerce. *A Bourdeaux, par J. Mongiron Millanges, Imprimeur ordinaire du Roy*, 1649, 4 pages.

Du 18 août 1649. — Bibl. de Bordx, 10504-31.

* 54. ARREST de la Cour de Parlement de Bourdeaux. Portant inhibitions & deffenses, à toutes personnes, de quelque qualité & condition qu'ils soient, d'aller dans les maisons des particuliers de la Ville, ny de la Campagne, sans ordre & commission expresse. *A Bourdeaux, par J. Mongiron Millanges, Imprimeur ordinaire du Roy*, 1649, 4 pages.

Du 28 août 1649.

55 ARREST de la Cour de Parlement de Bordeaux. Portant inhibitions & deffenses à toutes sortes de personnes de quelle qualité & condition qu'elles soient, de recevoir dans leurs maisons, les meubles de ceux qui font difficulté de payer leurs taxes. *A Bourdeaux, par J. Mongiron Millanges, Imprimeur ordinaire du Roy*, 1649, 4 pages.

Du 28 août. — Bibl. de Bordx, 10504-33.

* 56. ARREST de la Cour de Parlement de Bourdeaux. Portant commandement aux Bourgeois qui seront demandez

par les creanciers, & choisis par les Commissaires, de
passer obligation des Sommes qui seront empruntées, à
peine d'estre chassez de la Ville. *A Bourdeaux, par
J. Mongiron Millanges, Imprimeur ordinaire du Roy,* 1649,
7 pages.

Du 2 septembre 1649. — Bibl. de Bordx, 10504-34.

57. ARREST de la Cour de Parlement de Bourdeaux. Portant permission au Marquis de Sauvebœuf, d'exercer
tous actes de rigueur sur les maisons & biens apparte-
nans au Duc d'Espernon. *A Bourdeaux, par J. Mongiron
Millanges, Imprimeur ordinaire du Roy,* 1649, 7 pages.

Du 7 septemhre. — Bibl. de Bordx, 10504-35.

* 58. ARREST de la Cour de Parlement de Bourdeaux. Portant que le Roy sera tres humblement supplié, de donner un autre Gouverneur à sa Province de Guyenne. *A
Bourdeaux, par J. Mongiron Millanges, Imprimeur ordinaire du Roy,* 1649, 7 pages.

Du 9 septembre. Moreau ne cite, n° 164, que l'édition *Jouxte
la copie...* Bibl. de Bordx, 10504-37.

59. ARREST de la Cour de Parlement de Bourdeaux. Portant inhibitions & deffenses, à tous les Boulangers de
cette ville, d'achepter d'autres bledz, que ceux qui appar-
tiennent à Bailly & Louarde. *A Bourdeaux, par J. Mongiron Millanges, Imprimeur ordinaire du Roy,* 1649, 7
pages.

Du 11 septembre. — Bibl. de Bordx, 10504-38.

60. ARREST de la Cour de Parlement de Bourdeaux. Portant que tous les estrangers non domiciliez en cette
ville, contribueront aux necessitez publiques, d'un
quartier de louage de maisons qu'ils ont en cette ville.
*A Bourdeaux, par J. Mongiron Millanges, Imprimeur
ordinaire du Roy,* 1649, 4 pages.

Du 13 septembre. — Bibl. de Bordx, 10504-41.

61. ARREST de la Cour de Parlement de Bourdeaux. Portant permission aux Commissaires, députez pour faire
travailler aux moulins à bras, de prendre telles personnes, qu'ils jugeront à propos pour le travail desdits
moulins. *A Bourdeaux, par J. Mongiron Millanges, Imprimeur ordinaire du Roy,* 1649, 4 pages.

Du 13 septembre. — Bibl. de Bordx, 10504-40.

* 62. ARREST de la Cour de Parlement de Bourdeaux. Portant enjonctions à tous les habitans de cette ville, de

quelle qualité & condition qu'ils soient, de payer promptement & sans delay, entierement les sommes à quoy ils
sont taxés. *A Bourdeaux, par J. Mongiron Millanges,
Imprimeur ordinaire du Roy,* 1649, 4 pages.

Du 13 septembre 1649. — Bibl. de Bordx, 10504-39.

* 63. ARREST de la Cour de Parlement de Bourdeaux. Portant inhibitions & deffences aux Commissaires du Sieur
Duc d'Espernon, de lever aucuns deniers des Tailles,
dans la Seneschaussée de Tartas, & defence aux habitans dud. lieu de les payer ausd. Com. *A. Bourdeaux,
par J. Mongiron Millanges, Imprimeur ordinaire du Roy,*
1649, 4 pages.

Du 14 septembre 1549. — Bibl. de Bordx, 10504-42.

64. ARREST de la Cour de Parlement de Bourdeaux. Portant que les Villes du Perigord & Limosin, seront infor-
mées des justes sujets qui ont meu la Cour & la presente
Ville, de prendre les armes contre les oppressions, volleries, rouages & autres actes d'Hostilité, commis par le
Duc d'Espernon, & exhortées de venir se joindre promptement à leur juste deffence. *A. Bourdeaux, par J. Mongiron Millanges, Imprimeur ordinaire du Roy,* 1649,
7 pages.

Du 22 septembre. — Bibl. de Bordx, 10504-45.

65. ARREST de la Cour de Parlement de Bourdeaux. Portant inhibitions & deffences à toutes sortes de personnes,
de desmolir ny piller aucunes maisons de la Ville, à
peine de la vie. *A. Bourdeaux, par J. Mongiron Millanges, Imprimeur ordinaire du Roy,* 1649, 7 pages.

Du 23 septembre. — Bibl. de Bordx, 10504-47.

* 66. ARREST de la Cour de Parlement de Bourdeaux. Portant inhibitions & deffences au Duc d'Espernon, & à
tous ses Capitaines, Officiers & Soldats, de faire aucuns
ravages, ruynes ny pillages, sur les terres & maisons
appartenantes au Marquis de Theobon. *A Bourdeaux, par
J. Mongiron Millanges, Imprimeur ordinaire du Roy,* 1649,
4 pages.

Du 25 septembre 1649. — Bibl, de Bordx, 10504-47 et Grand
Séminaire de Bordx.

* 67. ARREST de la Cour de Parlement de Bordeaux, Portant rabais de la moitié des Tailles ; Et aussi faisant une
fidelle Relation des grandes cruautés commises dans
ladite ville, par l'ordre du sieur Duc d'Espernon. *A
Paris, jouxte la coppie imprimée à Bordeaux. Par J. Mon-*

giron Millanges, Imprimeur ordinaire du Roy, 1649, 8 pp.

Du 28 septembre. — C'est la même pièce que les nᵒˢ 165 et 166 de Moreau, le titre seul a été modifié ; mais il est bon de faire remarquer que dans l'édition de Bordeaux l'arrêt est du 18 août et, dans les deux autres, du 28 septembre, ce qui est une erreur de réimpression.

* 68. ARREST de la Cour de Parlement de Bourdeaux. Portant que la recepte des droits du convoy & contablic, sera faite dans la presente Ville ; & enjonctions aux Officiers dependans dudit convoy & contablie, de continuer la fonction de leurs charges. *A Bourdeaux, par J. Mongiron Millanges, Imprimeur ordinaire du Roy*, 1649, 7 pages.

Du 14 octobre. Bibl. de Bordx, 10504-48.

69. ARREST de la Cour de Parlement de Bourdeaux. Portant enjonction à tous les Marchands du haut-pays de faire descendre par la Garonne, les bleds sur le port... *A Bourdeaux, par J. Mongiron Millanges, Imprimeur ordinaire du Roy*, 1649, 7 pages.

Du 15 octobre. — Moreau ne cite, nᵒ 168, que l'édition de Paris. — Bibl. de Bordx, 10504-49.

* 70. ARREST de la Cour de Parlement de Bourdeaux. Portant que les forteresses... *A Bourdeaux, par J. Mongiron Millanges, Imprimeur ordinaire du Roy*, 1649, 7 pages.

Du 5 novembre. — Moreau ne cite, nᵒ 169, que l'édition de Paris.

71. ARREST de la Cour de Parlement de Bourdeaux. Portant que les Capitaines, Officiers, & équipages des vaisseaux seront indemnisez des dommages qui leur pourroient estre faits par les ennemis sur les deniers publiés. *A Bourdeaux, par J. Mongiron Millanges, Imprimeur ordinaire du Roy*, 1649, 4 pages.

Du 22 novembre. — Bibl. de Bordx, 10504-54.

* 72. ARREST de la Cour de Parlement de Bourdeaux. Portant qu'attendu les troubles excitez par le Duc d'Espernon les Receveurs Generaux des Finances et du Taillan, rendront compte aux Trésoriers Generaux de France, des deniers levez, les années 1647, 1648 & 1649. *A Bourdeaux, par J. Mongiron Millanges, Imprimeur ordinaire du Roy*, 1649, 7 pages.

Du 4 décembre. — Bibl. de Bordx, 10504-4.

73. ARREST de la Cour de Parlement de Bourdeaux. Portant qu'il sera envoyé un Bourgeois dans les pays & Senes-

chaussées des Lannes, Albret, Bayonne & autres Villes,
pour achepter des bleds, & enjonction aux habitans des
Parroisses de les seconder. *A Bourdeaux, par J. Mongir.
Millanges, Imprimeur ordinaire du Roy,* 1649, 7 pages.

Du 7 décembre. — Bibl. de Bordx, 10504-57.

74. ARREST de la Cour de Parlement de Bourdeaux, portant
que les habitants des villes de Bergerac, Sainte-Foy,
Monflanquin. Marmande et autres, seront informez des
véritables oppressions qu'ont souffert les habitans de
Bourdeaux depuis huit mois et souffrent encores par
l'ordre du duc d'Espernon. *A Bourdeaux, par J. Mongiron Millanges,* 1649, 4 pages.

Grand Séminaire de Bordx et Bibl. de Bordx, 10504-44.

* 75. ARREST de la Cour de Parlement de Bourdeaux. Portant enjonction aux Jurats de la ville de Blaye et
Bourg, de faire entretenir le Commerce, avec les Habitans de la présente Ville, & commandement à toutes
autres sortes de personnes, de porter des vivres, & autres choses, necessaires pour la subvention d'icelle. *A
Bourdeaux, par J. Mongiron Millanges, Imprimeur ordinaire du Roy,* 1649, 4 pages.

76. ARREST de la Cour de Parlement de Bourdeaux. Portant que la Declaration du Roy sera publiée partout le
ressort du Parlement de Bourdeaux, avec injonctions
aux Paysans de poser les armes. *A Bourdeaux, par
J. Mongiron Millanges, Imprimeur ordinaire du Roy,*
1650, 4 pages.

Du 9 janvier 1650. — Bibl. de Bordx, 8921-22.

* 77. ARREST de la Cour de Parlement de Bourdeaux. Portant que tous ceux qui se sont absentes de cette Ville,
payeront chacun la somme de mil livres, pour estre
employées au payement des sommes deues par ladite
Ville. *A Bourdeaux, par J. Mongiron Millanges, Imprimeur ordinaire du Roy,* 1650, 4 pages.

Du 4 février. — Moreau cite bien cette pièce, n° 172, mais
donne un titre un peu différent.

78. ARREST de la Cour de Parlement de Bordeaux. Portant
que tres-humbles remontrances seront faites au Roy sur
l'inexecution de la Declaration et articles de paix, publiées et enregistrées, Avec deffences à toutes sortes de
personnes de contraindre les habitans du Bourdelois et
Bazadois, à aucune contribution pour la subsistance de
troupes et Garnisons et autres choses y contenues. *A

Bourdeaux, par J. Mongiron Millanges, Imprimeur ordinaire du Roy, 1650, 8 pages.

Du 4 février. — Grand Séminaire de Bordx et Bibl. de Bordx, n° 8921-29. Le titre de l'exemplaire du dernier recueil se termine ainsi : « .,. garnisons, et à tous officiers du Ressort, de faire des impositions que par les ordres du Roy. » Ce sont peut-être deux impressions différentes; nous n'avons pu les comparer.

79. ARREST de la Cour de Parlement de Bourdeaux. Portant qu'il sera informé contre ceux qui ont voulu ravir... Du 14 Mars 1650. *A Bourdeaux, par J. Mongiron Millanges, Imprimeur ordinaire du Roy*, 1650, 4 pages.

Moreau, n° 176, ne mentionne que l'édition *s. l.* — Bibl. de Bordx, 8921-47.

* 80. ARREST de la Cour de Parlement de Bourdeaux. Portant cassation des Jugements, condamnations & Ordonnances du sieur Foulé... *A Bourdeaux, par J. Mongiron Millanges, Imprimeur ordinaire du Roy,* 1650, 8 pages.

Du 18 mars. — Moreau, n° 177, cite les deux impressions de Paris, mais il n'a pas connu celle de Bordeaux. Voir la longue note dont il a fait suivre son article. — Bibl. de Bordx, 8921-45.

81. ARREST de la Cour de Parlement de Bourdeaux. Portant que tous les Manans & Habitans, locataires et sous-locataires des maisons, tant en la présente Ville que Fauxbourgs d'icelle, demeureront quittes et déchargez du payement des loyers d'un quartier des dites locations. *A Bourdeaux, par J. Mongiron Millanges, Imprimeur ordinaire du Roy*. 1650, 9 pages.

Du 2 avril. — Bibl. de Bordx, fonds Bernadau, 7132-4 et 8921-44.

* 82. ARREST de la Cour de Parlement de Bourdeaux. Portant inhibitions & deffences à tous Lieutenants Generaux Criminels & particuliers, de lever aucunes sommes de deniers sur les habitans des Villes & Parroisses du Ressort de la Cour, en vertu des Ordonnances du sieur Duc d'Espernon, sur les peines y contenues. *A Bourdeaux. Par J. Mongiron Millanges, Imprimeur ordinaire du Roy,* 1650, 8 pages.

Du 6 mai. — Bibl. de Bordx, 8923 bis.

83. ARREST de la Cour de Parlement de Bourdeaux. Portant enjonctions aux Jurats des Villes & Jurisdictions, qui sortent de Charge, de proceder à la nomination des nouveaux Jurats & Consuls, suivant les formes de leurs Statuts ; Et deffences à iceux de defferer aux Ordres ou

Lettres des Gouverneurs de la Province. *A Bourdeaux, par J. Mongiron Millanges, Imprimeur ordinaire du Roy,* 1650, 8 pages.

Du 14 décembre 1650. — Bibl. Bordx, 25994 J-16.

* 84. ARREST de la Cour de Parlement de Bourdeaux. Portant que ses Deputez continueront incessamment leurs poursuites devers leurs Majestez pour la nomination d'un Gouverneur de Guyenne. *A Bourdeaux, par J. Mongiron Millanges, Imprimeur ordinaire du Roy,* 1651, 4 pages.

Du 13 février. — Bibl. de Bordx, 8923 bis.

* 85. ARREST de la Cour de Parlement de Bourdeaux. Pour la liberté de Messieurs les Princes & Duc de Longueville. *A Bourdeaux, par J. Mongiron Millanges, Imprimeur ordinaire du Roy,* 1651, 4 pages.

Du 13 février. — Moreau, nº 187, ne mentionne que l'édition de Paris dont le titre a été écourté. — Bibl. de Bordx, 8923 ter.

* 86. ARREST de la Cour de Parlement de Bourdeaux, Portant que le Cardinal Mazarin, ses Parents & Domestiques Estrangers, vinderont le Royaume de France, Autrement permis aux Communes de leur courir sus. *A Bourdeaux, par J. Mongiron Millanges, Imprimeur ordinaire du Roy,* 1651, 4pages.

Du 15 février. — Moreau n'a connu, nº 188, que les éditions de Paris dont le titre a été complètement modifié.

* 87. ARREST de la Cour de Parlement de Bourdeaux. Portant que le Libelle diffamatoire intitulé *Le Curé Bourdelois,* sera bruslé au devant du Palais de Lombriere, par la main de l'executeur de la haute Justice. *A Bourdeaux, par J. Mongiron Millanges, Imprimeur ordinaire du Roy,* 1651, 6 pages.

Du 10 mars. — Moreau, nº 189, n'a pas connu l'édition de Bordeaux et Delpit non plus, car dans sa réimpression du *Curé Bordelais,* ce dernier donne le titre de l'impression parisienne qui n'est pas le même que celui ci-dessus. — Bibl. de Bordx, 8923ter. Voir sur le *Curé Bordelais* les nos 123, 189, 853, 1207 et 1772 de Moreau.

88. ARREST de la Cour de Parlement de Bourdeaux. Portant qu'il sera informé contre le cardinal Mazarin, ses parens & domestiques, des divertissemens ses Finances, & transport des deniers hors le Royaume. *A Bourdeaux, par J. Mongiron Millanges, Imprimeur ordinaire du Roy,* 1651, 4 pages.

Du 22 Mars 1651. — Bibl. Bordx, 25994 J-17.

* 89. ARREST de la Cour du Parlement de Bordeaux toutes les chambres assemblées, portant deffences à toutes personnes de quelle qualité & condition qu'ils soient, de faire aucunes menées & pratiques sur le sujet du restablissemeni du Duc Despernon ; Avec la permission d'en informer, & se saisir des contrevenans. Ensemble que le Roy sera tres-humblement supplié de nommer au plutost un Gouverneur dans la Province de Guienne, en consequence de la Declaration du mois d'Octobre dernier. Du dix-huitiesme Avril 1651. *A Paris, chez François Noel, ruë Sainct Jacques, à l'image Saint Louis, proche la Poste.* 1651, 6 pages.

* 90. ARREST de la Cour de Parlement de Bourdeaux. Portant inhibitions & deffences à toutes sortes de personnes du Ressort de ladite Cour, de poursuivre aucune esvoquation generale ou particuliere concernant les mouvements passez. Du 20. Avril 1651. *A Bourdeaux, par J. Mongiron Millanges, Imprimeur ordinaire du Roy,* 1651, 6 pages.

* 91. ARREST de la Cour de Parlement de Bourdeaux. Portant qu'il sera informé des desordres qui se commettent par les gens de guerre, des logements, sans route en vertu d'ordres en blanc & levée des tailles, à main armée, contre les termes des Ordonnances & Declarations de Sa Majesté, & Arrests de la Cour. *A Bourdeaux, par J. Mongiron Millanges, Imprimeur ordinaire du Roy,* 1651, 6 pages.

Du 16 juin. — Bibl. de Bordx, 8748.

* 92. ARREST de la Cour de Parlement de Bourdeaux. Portant inhibitions & defences au Cardinal Mazarin, ses parens & domestiques de r'entrer dans ce Royaume : & que le Roy & la Reyne seront tres-humblement suppliez d'éloigner des Conseils de leurs Maiestez les sieurs Servien le Theliei & Lyonne. *A Bourdeaux, par J. Mongiron Millanges, Imprimeur ordinaire du Roy,* 1651, 7 pages.

Du 15 juillet. — Bibl. de Bordx, 25991 J 31.

93. ARREST de la Cour de Parlement de Bourdeaux. Portant inhibitions & deffences à tous Marchands & autres personnes de quelque qualité & condition qu'els (sic) soyent, de faire amas de Bleds & autres Graines dans les pays de Xaintonge & de Medoc, & autres. *A Bourdeaux. Par J. Mongiron Milanges, Imprimeur Ordinaire du Roy,* 1651, 4 pages.

Du 2 août 1651. — Bibl. de Bordx, 25994 J-23.

* 94. ARREST de la Cour de Parlement de Bourdeaux contre

tre la Cour des Aydes. *A Bourdeaux. Par J. Mongiron Millanges, Imprimeur ordinaire du Roy*, 1651, 4 pages.

Du 5 août. — Il s'agit de l'Arrêt du 13 mars 1649 ordonnant la suppression de la Cour des Aides de Guienne, arrêt qui n'avait pas été appliqué et dont la Cour demande l'exécution immédiate. — Bibl. de Bordx., 25994 J-15.

* 95. ARREST de la Cour de Parlement de Bourdeaux. Portant que le Roy sera trés-humblement supplié de recevoir la justification de Monseigneur le Prince. Et de vouloir faire punir ceux qui ont donné des advis si prejudiciables au service de sa Majesté. *A Bourdeaux. Par J. Mongiron Millanges, Imprimeur Ordinaire du Roy*, 1651, 4 pages.

Du 30 août. — Bibl. de Bordx, 25994 h-24.

* 96. ARREST de la Cour de Parlement de Bourdeaux. Portant augmentation des pièces d'Or & d'Argent, tant de France, que d'Espagne. *A Bourdeaux, chez J. Mongiron Millanges, Imprimeur ordinaire du Roy*, 1651, 7 pages.

Du 25 septembre. — Bibl. de Bordx, 8748.

* 97. ARREST de la Cour de Parlement de Bourdeaux, portant que toutes sortes de Piastres du grand ou petit Cordon, et autres se mettront à cinquante-huict. sols conformément à ce qu'elles ce *(sic)* prennent à Paris. *A Bourdeaux, chez J. Mongiron Millanges, Imprimeur ordinaire du Roy*, 1651, 4 pages.

Du 30 septembre. — Bibl. de Bordx, 8748.

* 98. ARREST de la Cour du Parlement de Bourdeaux. Portant décharge de la moitié des Tailles & Arrerages. *A Bourdeaux, chez J. Mongiron Millanges, Imprimeur ordinaire du Roy*, 1651, 4 pages.

Du 30 septembre. — Bibl. de Bordx, 8748.

* 99. ARREST de la Cour de Parlement de Bourdeaux, portant inhibitions et defenses aux Receveurs et Fermiers de lever le droit de Huitaine sur les vins de la Province de Saintonge. *A Bourdeaux, chez J. Mongiron Millanges, Imprimeur ordinaire du Roy*, 1651, 4 pages.

Du 30 septembre. — Bibl. de Bordx, 8748.

* 100. ARREST de la Cour du Parlement de Bourdeaux. Portant inhibitions & defenses à tous Marchands de payer les droits du Convoy & Contablie au Bureau de Blaye. *A Bourdeaux, chez J. Mongiron Millanges, Imprimeur ordinaire du Roy*, 1651, 7 pages.

Du 2 octobre.

101. ARRÊT de la Cour de parlement de Toulouse donné les chambres assemblées, le 25 novembre 1651.... *A Paris. Par les Imprimeurs & Libraires ordinaires du Roy*. 1651. Avec Privilege de Sa Majesté. 4 pages.

Bibl. Mazarine, 14225. — Moreau, n° 358, ne cite que l'édition de Toulouse.

* 102. ARREST de la Cour de Parlement de Paris, toutes les chambres assemblées, donné contre le Cardinal Mazarin & ses Adherans, en presence de Son Altesse Royale. Du 13. Decembre 1651. Jouxte la Coppie Imprimée à Paris. *A Bourdeaux, chez J. Mongiron Millanges, Imprimeur ordinaire du Roy*, 1651, 7 pages.

Moreau, n° 303, n'a connu que les éditions de Paris et de Rouen dont les titres diffèrent de celui de l'impression bordelaise.

* 103. ARREST de la Cour de Parlement de Bourdeaux, portant deffenses à tous Receveurs des Tailles, d'employer des Gens de Guerre pour la levée des Deniers Royaux. *A Bourdeaux, chez J. Mongiron Millanges, Imprimeur ordinaire du Roy*, 1651, 4 pages.

Du 15 décembre. — Bibl. de Bordx, 25994 J-33.

* 104. ARREST de la Cour de Parlement de Bourdeaux. Portant que tres humbles Remontrances seront faites au Roy, pour la Revocation de sa Declaration donnée à Bourges contre Monsieur le Prince & ses Adherans. *A Bourdeaux. Par J. Mongiron Millanges, Imprimeur du Roy*, 1651, 4 pages.

Du 18 décembre. — Bibl. de Bordx, 25994 h-40.

* 105. ARREST de la Cour de Parlement de Bourdeaux, portant inhibitions & deffenses de refuser aucune sorte de Piastres, à peine de cent livres d'amande. *A Bourdeaux, chez J. Mongiron Millanges, Imprimeur ordinaire du Roy*, 1652, 7 pages.

Du 11 janvier.

* 106. ARREST de la Cour de Parlement de Bourdeaux, portant que tres-humbles Remontrances seront faites au Roy, pour la revocation de sa Declaration publiée à Blaye le 8. du present mois. Et declare le Cardinal Mazarin & ses Adherans Criminels de leze Majesté. *A Bourdeaux. Par J. Mongiron Millanges, Imprimeur ordinaire du Roy*, 1652, 7 pages.

Du 12 janvier.

107. ARREST de la Cour de Parlement de Bordeaux ; Contre le nommé Dureteste, Chef de Lormée. *A Paris, par les*

Imprimeurs ordinaires du Roy. 1654. Avec Privilege de Sa Majesté. 4 pages.

> A la fin : « Dit aux parties en Parlement tenu à la Réolle, le 9 février 1654. — Messieurs de Pontac, Premier Président, Paumiers, Rapporteur ». — C'est le jugement condamnant à mort le chef de l'Ormée. — Bibl. Mazarine, 14701.

* 108. ARREST de la Cour de Parlement de Paris. Donné contre le Cardinal Mazarin, Et enjonction aux Communes de luy courir sus, & à ses adherans : Et recompense de cent cinquante mil livres à celuy qui l'amenera mort ou vif. *A Bourdeaux, par Guillaume de La Court, Imprimeur ordinaire du Roy, & de Son Altesse.* 1652. Jouxte la coppie imprimée à Paris. 7 pages.

> Du 29 décembre 1651. — C'est le n° 305 de Moreau qui n'indique que les éditions de Paris et d'Orléans, dont les titres sont plus courts que celui de l'édition bordelaise.

* 109. ARREST de la Cour de Parlement de Paris, donné toutes les chambres assemblées, contre le Cardinal Mazarin. Du vingt cinquième janvier 1652. *A Bourdeaux, par Guillaume de La Court, Imprimeur ordinaire du Roy, & de Son Altesse.* Jouxte la coppie imprimée à Paris. S. d. (1652), 7 pages.

> Moreau, n° 308, ne donne que l'édition de Paris.

* 110. ARREST de la Cour de Parlement de Toloze, donné les Chambres assemblées le premier jour d'Aoust 1650.... *A Bourdeaux, par J. Mongiron Millanges, Imprimeur ordinaire du Roy,* 1650, 4 pages.

> Moreau, n° 349, ne cite que l'édition *Jouxte la Copie imprimée à Toloze,* mais sans donner le nom de l'imprimeur qui est pourtant à la fin : *A Paris, chez la veufve J. Guillemot, rüé des Marmouzets.* Quant à l'impression de Toulouse, elle est plus que douteuse, l'imprimeur parisien a pu confondre avec celle de bordeaux. Il y a une troisième edition que Moreau a encore ignorée : *A Paris, G. Sassier,* S. d., 4 pages, (Bibl. Mazarine, n° 14216).

111. ARREST du Parlement de Tolose, donné les Chambres assemblées, le quinzième Fevrier mil six cens cinquante deux. Sur la Requeste et Lettre de Monsieur le Prince, envoyée audit Parlement ; Et creance exposée par le Chevalier de Rivière, de la part dudit Seigneur Prince. Ensemble la Lettre de Messieurs de la Cour de Parlement de Tolose, à Messieurs de la Cour du Parlement de Paris. *A Bourdeaux, par Pierre du Coq, Imprimeur de Son Altesse Royale, rüé Sᵗ Jammes,* 1652. *Jouxte la Copie imprimée à Tolose.* 4 pages.

> Bibl. de Bordx., 8748.

112. ARRÊT du Conseil d'Etat du Roi, du 20 septembre 1650, transférant d'Agen à Libourne la Cour des Aydes de Guyenne.

     Cat. Mazarine.

* **113.** ARTICLES accordez entre Messieurs du Parlement et le S^r d'Argenson Commissaire de Sa Majesté. Touchant l'ordre pour faire cesser les troubles de la Province de Guyenne et ville de Bourdeaux. *A Bourdeaux, par J. Mongiron Millanges, Imprimeur ordinaire du Roy,* 1649, 8 pages.

     Du 1er mai. — Signé à la fin : Du Bernet, Argenson, De Sudiraut commissaire, Cursol commissaire, Du Sault commissaire, Du Sault député, Richon député, Calvimont Jurat, Constant député, et Fouques député. — Bibl. de Bordx., 10504-12, et Bibl. Nat. Lb. 37-1245 B.

114. ARTICLES accordés par Monseigneur le Duc d'Espernon de la Valette & de Candalle, Pair et Colonel general de France, Chevalier des Ordres du Roy et de la Jarretière, Prince et Captal de Buch, Comte de Foix, Astarac, Gouverneur & General des Armées de Sa Majesté en Guyenne. Au Sr de Beaupuy commandant pour le Parlement de Bordeaux à Saint Macaire. *S. f. de titre, n. l. n. d.* (1649), 2 pages·

     A la fin : Faict au camp de Sainct Macaire, le 13 décembre 1649. Signé : Le duc d'Espernon. Et plus bas : par Monseigneur Symony. Bibl. Nat, Lb. 37-1410.

* **115.** ARTICLES de l'Union de l'Ormée en la Ville de Bordeaux. *S. f. de titre,* (à la fin :) *Imprimé à Paris. Sur un autre imprimé à Bordeaux. S. d.* (1652), 4 pages.

     Ce sont bien les conventions sommaires de l'Ormée. On sait qu'on appelait ainsi le parti le plus avancé de la Fronde bordelaise dont les affiliés se réunissaient sur une promenade publique complantée d'ormes. La pièce commence par ces mots : « Nous Bourgeois, Manans et Habitans de la Ville de Bourdeaux.... » La note de Moreau, n° 408, qui donne d'ailleurs un titre un peu différent, est donc incompréhensible. — Bibl. Mazarine, 12492.

116. ARTICLES de la Capitulation faite aux habitans de la Ville de Saintes : par Messieurs le Prince de Tarente et Duc de Richelieu, Generaux de l'Armée du Roy sous l'authorité & en l'absence de Monsieur le Prince. *A Bourdeaux, par G. de Lacourt, Imprimeur ordinaire du Roy, et de Son Altesse,* 1651, 8 pages.

     Du 29 octobre 1651. — Bibl. de Bordx, 25994 h-36.

* **117.** ARTICLES de la Paix, accordez entre Messieurs du Parlement de Bourdeaux et Monsieur le Duc d'Espernon. *A Paris, chez la vefve Musnier, à Mont Sainct Hilaire en la Cour d'Albret*, 1649, 6 pages.

Du 6 may 1649. — C'est la même pièce que le nᵒ 412 de Moreau, mais dans cette édition le titre et la dernière page ont été modifiés : elle n'est plus signée : Argençon et Haumont. — Moreau a ignoré cette émission. — Bibl. Mazarine, 12496.

118. AU ROY. *S. l. n. d.*, 4 pages.

Sire, les Députés de votre ville de Bordeaux... Signé : Constant, jurat et député ; de Lamezas, député ; André Minvielle, député. — Cat. Mazarine.

119. BILLET d'invitation... *S. l. n. d.* (1653), 1 page.

Bibl. Nationale, Lb 37-1540* (Rec. réserve, F. 185), C'est une lettre d'invitation du format demi-in-quarto, mais qui n'a pas du tout le titre que lui donne le catalogue de la Bibl. Nationale. — En tête on voit une vignette représentant quatre ormes liés par les cordes d'une fronde, avec la devise : *Concordia* et au dessous : « Les illustres frondeurs de Lormaye. » Voici la teneur de l'invitation : « Monsieur, vous serez adverty que mercredy prochain, quatorzième juin, se célébrera la messe dans l'église de Saincte Eulalie, pour rendre grâces à Dieu de la Paix qu'il a plu à sa Divine Majesté nous donner. Ensuite on ira prendre le repas dans le Chasteau du Hâ. Vous estes invité à l'un et à l'autre. »

120. CAHIERS des Deputez de la Ville de Bourdeaux presentés au Roy : avec les Reponses faictes par Sa Majesté Ensemble la Commission du Roy addressée aux Sieurs Jurats et enregistrement d'icelle. — *S. l. n. d.* (1652), 12 pages.

La pièce est datée du 17 mai 1650 et l'enregistrement du 14 août 1652. — Gᵈ Seminaire de Bordx et Bibl. de Bordx, 8748-88.

121. CAQUET (le) ou entretien de l'accouchée.... *S. l.* (*Bordeaux* ?), 1651, 17 pages.

Le Cat. de la Mazarine attribue à Bordeaux l'impression de cette pièce. — Moreau donne une édition de *Paris* en 39 pages.

122. CAUSES (les) de la Reception de Madame la Princesse de Condé et de Monsieur le Duc d'Anguyen son fils, en la Ville de Bourdeaux. *S. f. de titre, n. l., n. d.* (1650) 7 pages.

Cette réception eut lieu le 31 Mai 1650. — Bibl. de Bordx, 8923 ᵇⁱˢ.

* 123. CLARISSIMIS Biturigibus Vibiscis, Epinikion. *Burdigalae, XVIII Octobris*, 1649, 4 pages.

Deux pièces de vers latins non signées sur la prise du Château Trompette de Bordeaux.

* 124. CODICILE de Monsieur le Duc d'Espernon. *S. l.* M.
D C. L. (1650). 8 pages.

> Notre exemplaire est conforme à celui que décrit Moreau,
> n° 704, c'est-à-dire que la page 5 n'est pas la suite de la page 4,
> mais il a huit pages au lieu sept. — La dernière page porte la
> date du 29 Mai 1650 et quant au mot *Acte*, qui termine la pièce en
> réclame, il pourrait bien renvoyer à l'*Acte d'Opposition...* notre
> n° 2, qui lui est daté du 19 juin suivant. — Bibl. Mazarine,
> 12641, et Bibl. Nat. Lb-37-1537.

125. CŒURS (les) bruslans des enfants de Bourdeaus auprés
des Palmes. *S. l.*, 1651, 8 pages.

> Trois pièces de vers au sujet de la paix. — Bibl. de Bordx.,
> 8739ª.

* 126. COLOMBE (la) miraculeuse de l'Ormaie de Bourdeaux.
S. f. de titre, n. l. n. d. (1652), 8 pages.

> Pièce très-curieuse signée à la fin : G. Bourdelois, Aumos-
> nier de l'*Ormaie*. — En tête du titre, un blason composé d'une
> Colombe tenant un rameau dans son bec et surmontée de trois
> fleurs de lis. — L'initiale G. désigne l'abbé Gay.

* 127. COMBATS (les) du vingt septiéme Decembre dernier,
faits pres Lermont, *(sic)* entre la flote Royale commandée par le Comte du Daugnion & celle des Bordelois :
Avant la publication de la paix que le Roy leur a donnée. *S. f. de titre*, (à la fin :) *A Paris, du Bureau d'Adresse...*
le 3 janvier 1650, 6 pages chif. de 13 à 24.

> Extrait de la *Gazette*. — Lermont est là pour Lormont, loca-
> lité des environs de Bordeaux.

* 128. COMBLE (le) d'amour de la Ville de Bourdeaux a Monseigneur le Prince de Condé, avec les tesmoignages d'af-
fection de M. le Duc d'Anguien envers ladite Ville. En
forme de Dialogue. *S. l.*, 1651, 8 pages.

> Pièce en vers. — Le titre de départ, est libellé comme suit :
> « Le Cœur enflammé de la Ville de Bourdeaux à Monsieur le
> Prince de Condé, en reconnaissance du Bouquet qu'il pleût à
> son Altesse envoyer à ladicte Ville. « Au dessous, un cœur
> enflammé.

129. COMMISSION du Roi à M. de Comminges pour donner
la paix à Bordeaux.

> De Compiègne, 7 aout 1649. — Cat. Mazarine.

130. COMPLIMENTS (les) faits au Duc Besnard D'Espernon,
par Messieurs les Escholiers du Collegie de Dijon. *S. l.*,
1651. *Jouxte la Copie Imprimée à Dijon*, 8 pages.

> Bibl. de Bordx., 25994. — Impression bordelaise probable.

131. CONSOLATION (la) de la France par l'Illustre Frondeur, l'appuy de l'Estat. Dediée à Monseigneur le Prince
de Condé. Par la Bergere d'Albret. 1651. S. l., 19 pages.

Pièce en vers. Dedicace « A Mgr. le Prince de Condé, Gouverneur de Guienne » signée : Marie Ducosso. — Bibl. de Bordx.,
8748.

* 132. CONTINUATION (la) du voyage du Roy à Bordeaux
jusques à l'onzieme de ce mois : La demission volon-
taire du Général Fairfax : Et la conclusion et signature
finale du Traité de Nuremberg, qui termine tous les dif-
férens sur l'execution de la Paix d'Allemagne. S. f. de
titre, (à la fin :) A Paris, du Bureau d'adresse.... le 15 Juillet 1650, 12 pages chif. de 873 à 884.

Extrait de la Gazette,

133. COPIE d'une lettre escrite à Monsieur de Bassecourt
Maistre de Camp. commandant en cette ville de Douay.
Du 10. Septembre 1650. Par où se voit le progrès des
Armées de l'Archiduc Leopolde en France, l'estat de
ceux de Bourdeaux, & la disposition prochaine à la Paix
pour le bien & le repos des deux Couronnes. S. l., Anno
1650, 2 ff. non chif.

Bibl. Nat. Lb 37-1590.

134. COPIE de la harangue faite par M. le Presidt de Neuf-
ville de Bordeaux au Comité du parlement dè la répu-
blique d'Angleterre avec la réponse du dit parlement.
S. l. n. d., 4 pages.

Cat. Mazarine.

135. COUR (la) burlesque du duc' d'Epernon. S. l. n. d.,
in-12, 16 pages.

> On dit que le duc d'Epernon
> Dans Agen caressant Nanon...

Cat. Mazarine.

136. COURRIER (le) Bourdelois, apportant la nouvelle de
l'heureux Accouchement de Madame la Princesse, et
celles de l'Estat des Affaires de la Guyenne. Du 26. Sep-
temb. 1652. A Paris, 1652, 7 pages.

Bibl. Mazarine, 10431. — Voir ce que nous disons au sujet de
cette naissance à l'article Relation de ce qui s'est passé de ce
supplément.

137. COURRIER (le) Bourdelois apportant toutes les nouvelles
de ce qui s'est passé tant dedans la ville de Bourdeaux
que dehors. A Paris, Jouxte la copie imprimée par Jean
le Rat... 1649, 7 pages.

Réimpression du premier Courrier bordelais, n° 811 de

Moreau. — La bibliographie de ces Courriers pendant les trois frondes est très-difficile à établir et Moreau lui-même à renoncé à débrouiller ce chaos, (voir sa longue note à ce sujet). Il croit qu'il y a eu trois courriers pour la première fronde. onze pour la seconde et dix sept pour la troisième, mais il ne donne le titre que du premier et c'est pourquoi nous croyons devoir désigner les autres. Il y a bien eu en effet, comme on va le voir, trois courriers en 1649 et dix sept en 1652, quant aux onze de 1650, pour arriver à ce chiffre il faut comprendre les *Arrivée du Courrier bourdelois, Véritable Courrier bourdelois,* etc. et comme Moreau les cite, (Voir ses numéros 397,398,1015, 1638, 3725 et 3930), nous n'avons pas à nous en occuper.

Hatin, dans sa *Bibliographie de la Presse* ne fait que reproduire les idées de Moreau et il a soin de faire remarquer que ces courriers ne peuvent pas être considérés comme l'origine de la presse bordelaise, ce qui est tout à fait notre avis. Ces courriers très-fantaisistes, publiés à Paris, n'avaient pour but que de satisfaire la badauderie parisienne et les besoins du colportage. Le premier périodique bordelais ne date que la moitié du XVIII° siècle. Tous ces courriers ne sont pas rares et on en trouve des collections complètes dans plusieurs bibliothèques, notamment à la bibliothéque de Bordeaux, à la Nationale et à la Mazarine.

138. COURIER (le) Boudelois, *(sic)* apportant toutes les nouvelles de Bordeaux, tant dedans la ville que dehors. *S. l.,* 1649, 7 pages.

    Autre réimpression du premier Courrier.

139. COURIER (le second) Bourdelois Apportant la déliberation prise au Conseil de guerre pour l'attaque du Chasteau Trompette. Et les Articles de la Capitulation faite avec les Sieurs Philouse & Talange commis par le sieur du Haumond Gouverneur dudit Chasteau Trompette. *Paris,* 1649, 7 pages.

    A la fin : « Fait au camp devant le Chasteau Trompette le dix-huitiesme Octobre mil six cens quarante-neuf ».

140. COURIER (suite et troisiesme arrivée du) Bourdelois. *A Paris, chez Jean Rat, ruë des Sept-voyes. devant le College de Reims, à l'Image Sainct Estienne. 1649, 7 pages.*

141. COURIER (le) Bordelois, apportant la Nouvelle resolution prise par les habitans de Bordeaux contre le Cardinal Mazarin. Avec la Requeste presentée par Madame la Princesse audit Parlement sur ce sujet. *s. l.,* 1650. 8 pages.

    A la fin, « Extraict de la Delibération de l'Assemblée tenuë dans l'Hostel de la Ville le Mercredy vingtiesme Juillet mil six cens cinquante. » — Bibl. Nat, Lb 37-1653.

142. COURIER (le) Bordelois, apportant toutes sortes de nouvelles, contenant tout ce qui s'est fait et passé a la

faveur de Messieurs les Princes, depuis la Déclaration de Sa Majesté. *A Bourdeaux, chez J. Mongiron Millanges, Imprimeur ordinaire du Roy.* 1651.

A la fin : « Jouxte la Coppie Imprimée à Bordeaux le 10 Decembre 1651. »

143. COURRIER (le) Bourdelois apportant toutes sortes de nouvelles. *A Paris, chez Salomon de la Fosse.* 1652. Avec permission de son Altesse Royale. 8 pages.

Ces nouvelles sont datées de Chatelrault, Bergerac, Agen, Blaye, Saumur, Mante, Poitiers, Bordeaux, Château d'Amboise, Le Mans, Angoulême, Mouzon, du 13 au 24 février 1652.

144. COURRIER (second) Bourdelois apportant toutes sortes de nouvelles. *A Paris, chez Claude le Roy, au Mont Saint Hilaire,* 1652, 8 pages.

Datées de Montpellier, Toulon, Toulouse, Périgueux, Bergerac, Agen, Xaintes, Saumur, Noyon, Angers, Libourne, Bordeaux, du 17 au 29 février.

145. COURRIER (troisième) Bourdelois apportant toutes sortes de nouvelles. *A Paris, chez Claude Le Roy, au Mont Saint Hilaire.* 1652. Avec permission de Son Altesse Royale. 8 pages.

Datées de Toulouse, Périgueux, Agen, Saumur, Angers, La Ferté Bernard, Houdan, Dijon, Orléans, Anet, Bordeaux, Paris, du 22 février au 10 Mars.

146. COURRIER (le quatriesme) Bourdelois apportant toutes sortes de nouvelles. *A Paris, chez Claude Le Roy, au Mont Saint Hilaire.* 1652. 8 pages.

Datées de Toulouse, Aix, Montpellier, Toulouse, Agen, Périgueux, Limoges, Tours, Blois, Dijon, La Ferté, Houdan, Orléans, Bordeaux et Paris, du 5 au 20 Mars.

147. COURRIER (cinquiesme) Bourdelois apportant toutes sortes de nouvelles. *A Paris, chez Claude Le Roy, au Mont Saint Hilaire.* 1652. Avec Permission de Son Altesse Royale. 8 pages.

Datées de Toulouse, Toulon, Bordeaux, Agen, Amboise, Blois, Auxonne, Dijon, Paris, du 14 au 26 mars 1652.

148. COURRIER (sixiesme) Bourdelois apportant toutes sortes de nouvelles. *A Paris, chez Claude Le Roy, au Mont Saint Hilaire.* 1652, Avec Permission de Son Altesse Royal. 8 pages.

Datées de Toulon, Bordeaux, Condom, Montargis, Sully, Orléans, Paris, du 22 au 29 mars 1652. A la fin on lit : « Le Courrier vous promet de donner des nouvelles toutes les semaines, de Paris, 3 Avril 1652. »

149. COURRIER (septiesme) Bourdelois apportant toutes sortes de nouvelles. *A Paris, chez Claude Le Roy, au Mont Saint Hilaire.* 1652. Avec Permission de Son Altesse Royale, 8 pages.

Datées de Toulouse, Agen, Condom, Bourdeaux, Angers, Brissac, Orléans, Sully, Paris, du 24 Mars au 9 Avril.

150. COURRIER (huictiesme) Bourdelois apportant toutes sortes de nouvelles. *A Paris, chez Salomon de la Fosse, sous le Quay de Gévre, prés le Pont aux Changes.* 1652. 8 pages.

Datées de Francfort, Brizac, Bordeaux, Agen, Nantes, Blois, Orléans, Soissons, Auxerre, Gien, Montargis, Paris, du 6 au 15 Avril 1652. Le Courrier est daté à la fin du 17 Avril.

151. COURRIER (neufiesme) Bourdelois apportant toutes sortes de nouvelles. *A Paris, chez Salomon de la Fosse,* ... 1652. Avec Permission de Son Altesse Royale. 8 pages.

Datées de Bordeaux, Francfort sur le Mein, Brizac, Toulouse, Agen, Nantes, Blois, Orleans, Soissons, Montargis, Gien, du 10 au 21 Avril 1652.

152. COURRIER (dixiesme) Bourdelois apportant toutes sortes de nouvelles. *A Paris, chez Claude Le Roy, au Mont Saint Hilaire.* Avec permission de Son Altesse Royale. 1652, 8 pages.

Datées de Nérac. Bordeaux, La Rochelle, Orléans, Saint Germain, Dijon, Châlons, Brisac, du 18 Avril au 29 Avril 1652. — Le Courrier est daté du 27 Avril.

153. COURRIER (unziesme) Bourdelois apportant toutes sortes de nouvelles. *A Paris, chez Salomon de La Fosse,* 1652. Avec permission de Son Altesse Royale, 8 pages.

Datées de Bordeaux, Bourg sur mer, Marseille, Aix, Grenoble, Lyon, Dijon, Nantes, Saint Malo, Rouen, Dieppe, Paris, du 6 au 14 Mai.

154. COURRIER (douziesme) Bourdelois, apportant toutes sortes de nouvelles. *A Paris, chez Salomon de la Fosse,* 1652. Avec permission de Son Altesse Royale. 8 pages.

Datées d'Aix, Bordeaux, Bergerac, Brouage, Dijon, Rouen, Châlon, Paris, du 15 au 27 Mai.

155. COURRIER (treiziesme) Bourdelois, apportant toutes sortes de nouvelles. *A Paris, chez Salomon de la Fosse,* 1652. Avec permission de Son Altesse Royale, 8 pages.

Datées d'Aix, Villeneuve d'Agenais, La Réole, Bordeaux,

Bergerac, Brouage, du 20 au 29 Mai 1652. Courrier daté du 5 Juin.

156. COURRIER (quatorziesme) Bourdelois, apportant toutes sortes de nouvelles. *A Paris, chez Salomon de la Fosse*, 1652. Avec permission de Son Altesse Royale, 8 pages.

Datées de Marseille, Aix, Toulouse, La Réole, Bordeaux, La Rochelle, Melun, Corbeil, Paris, du 18 Mai au 11 Juin.

157. COURRIER (quinziesme) Bourdelois, apportant toutes sortes de nouvelles. Contenant ce qui s'est passé à Bourdeaux touchant l'exil de 14 Presidens & Conseillers du Parlement, par les Bourgeois de la dite Ville, avec les Noms tant desdits Presidens Conseillers que des Principaux de l'Assemblée de Lormiere. *A Paris, chez Salomon de la Fosse, sur le Quay de Gesvres, vers le Pont Marchands*. 1652. Avec permission de son Altesse Royale, 8 pages.

Datées d'Aix, Toulouse, La Réole, Bordeaux, Rennes, Paris, du 4 au 18 Juin 1652. — Courrier daté du 20 Avril.

158. COURRIER (seiziesme) Bourdelois, apportant toutes sortes de nouvelles. Contenant tout ce qui s'est passé à la Ville de Bourdeaux & ès Environs. *A Paris, chez Salomon de La Fosse, sur le quay de Gesvres, vers le Pont Marchands*. 1652. Avec permission de Son Altesse Royale. 8 pages.

Datées d'Aix et de Bordeaux, du 14 au 20 Juin.

159. COURRIER (dix-septième) bourdelois. Apportant toutes sortes de nouvelles. Contenant tout ce qui s'est passé à la ville de Bourdeaux et ès Environs. *Paris, chez Salomon La Fosse...* 1652,... 8 pages,

Datées de Toulouse, Agen, Bordeaux, Bourg-sur-Mer, St Quentin, St Denis, Paris, du 27 Juin au 11 Juillet.

160. COURRIER (Le) extraordinaire apportant les nouvelles de Bordeaux, Bourg, Libourne, Tallemon, la Bastide et autres lieux. Avec l'estat des Troupes Espagnolles. Ensemble la démarche du Comte d'Harcourt, & la dispotion de l'Armée de Monsieur le Prince. *A Paris, chez Jacob Chevalier, proche S. Jean de Latran*, 1652, 8 pages.

Peut être daté de la fin Juin 1652 — Bibl. Mazarine, 10452.

161. COURRIER (le) extraordinaire des dames de Bourgogne aux dames de Bordeaux, pour leur demander le secret contre la coqueluche bernardine. *S. f. de titre*, n. l. n. d., (1651 ?), 8 pages.

Satire en vers, signée : « Les dames de Bourgogne. Et de

leur mandement Jacques l'Etonné, Secretaire. » Bibl. Mazarine.

162. DE BURDEGALA EXPUGNATA sub auspiciis celsissimorum Principum Vindocini et Candalæ Ducum. Ode. (1653), 9 pages.

> Bibl. Nationale, Yc 2-694. Cet exemplaire, le seul connu, étant incomplet du titre, c'est celui de départ que nous donnons ici.

163. DÉCLARATION de Monseigneur le duc d'Orléans... *Bordeaux, jouxte la copie imprimée à Paris*, 1651, 7 pages.

> Outre les deux éditions de Paris, Moreau 881, et celle de Bordeaux, il y a de cette Déclaration une autre édition de *Paris*, V* *Guillemot*, 4 pages et une édition italienne, *S. l. n. d.* de 3 pages. Bibl. Mazarine.

* 164. DÉCLARATION du Roy, accordée à son Parlement & Ville de Bourdeaux, du premier Octobre 1650.... *A Bourdeaux, par Guillaume de la Court, Imprimeur du Roy.* 1650, 8 pages.

> Le Nº 902 de Moreau indique une autre impression de Bordeaux de Mongiron Millanges de 12 pages. L'exemplaire que Moreau a vu était incomplet, car le notre a 16 pages et contient bien les Propositions du duc d'Orléans et l'arrêt d'enregistrement ; il en est de même des deux réimpressions que nous citons ici.

* 165. DÉCLARATION du Roy, accordée à son Parlement & Ville de Bourdeaux du 1er octobre 1650.... *A Tolose, par Arnaud Colomiez et Jean Boude, Imprimeurs ordinaires du Roy.* 1650, 16 pages.

> Autre réimpression de la précédente inconnue à Moreau.

* 166. DÉCLARATION du Roy. Contre le Duc de Bouillon, Mareschaux de Brezé & de Turenne, & Prince de Marcillac. Envoyée à sa Cour de Parlement de Bourdeaux. Avec les Arrests d'enregistrement & publication d'icelle. *A Bourdeaux, par J. Mongiron Millanges, Imprimeur ordinaire du Roy.* 1650, 8 pages.

> Du 1er février. — Moreau ne cite, nº 908, que l'édition de Paris. — Bibl. de Bordx., 8921-36.

* 167. DECLARATIONS du Roy. En faveur de Madame la Duchesse de Longueville.... de Messieurs le Mareschal de Turenne, Marquis de Lusignan, & de tous ceux qui les ont suyvis, ou exécuté leurs ordres. Vérifiés ez Parlement de Paris et Bourdeaux, les 19 May et 7 juin

1651. *A Bourdeaux, par Guillaume de la Court, Imprimeur ordinaire du Roy, et de Son Altesse.* 1651, 8 pages.

Du 7 Juin, 1651. — Moreau n'a connu, nº 915, que l'édition de Paris. — Bibl, Mazarine, 10585.

* 168. DECLARATION du Roy. Par laquelle Sa Majesté révoque toutes les Lettres de Cachet.... *A Bourdeaux, par J. Mongiron Millanges, Imprimeur du Roy.* 1651, 7 pages.

Donné à Paris le 25 février 1651 et enregistré au parlement de Bordeaux le 16 Mars. — Bibl. de Bordx, 8748. Autre édition que celle de Moreau, nº 913.

* 169. DECLARATION du Roy, portant l'Amnistie générale accordée à la Ville de Bourdeaux. *A Bourdeaux, chez Jacq. Mongiron Millanges, Imprimeur ordinaire du Roy.* 1653. In-4º, 8 pages.

Datée de Paris, Août 1653, et le bon à tirer de Bordeaux, 8 septembre. — Moreau n'indique, nº 84 du supplément, que l'édition de Paris, *Jouxte la Coppie imprimée à Bourdeaux.* — Bibl. de Bordx., fonds Bernadau, 713 2-4.

* 170. DECLARATION du Roy, pour l'Innocence de Monseigneur le Prince de Condé. Verifiée au Parlement de Paris Sa Majesté y seant le septième Septembre 1651. *A Bourdeaux, par J. Mongiron Millanges, Imprimeur ordinaire du Roy.* Jouxte la copie imprimée à Paris, 1651, 7 pages.

Moreau ne cite, nº 947, que les éditions de Paris et de Rouen qui ont 8 pages. — Bibl. de Bordx., 25994 h-26.

171. DECLARATION du Roy sur la Rebellion de Bordeaux. Arles, 1650.

Cat. Mazarine.

172. DEFAITE (la) des gens de l'armée navale du Duc d'Espernon. Par les trouppes commandées par Mr le Marquis de Sauvebeuf, premier Baron du Limosin, general de l'armée du Roy, sous l'authorité du Parlement de Bourdeaux. *A Bourdeaux. Par J. Mongiron Millanges, Imprimeur ordinaire du Roy,* 1649, 8 pages.

* 173 DEFFAITE de l'armée du Comte d'Harcourt, par l'armée de Monseigneur le Prince. *A Paris, chez Philippes Clément, ruë des Fossez. S. l.* 1652, 6 pages.

Il s'agit des suites d'un combat aux environs de Miradoux dont le Prince de Condé avait levé le siège pour aller au devant des troupes du Cte d'Harcourt. Bibl. Mazarine, 12744.

* 174. DEFFAICTE des trouppes du Comte d'Harcourt dans le Perigord. Par le Collonel Balthazard. *A Paris, chez Salomon de La Fosse.* 1652. Avec la permission de Son Altesse Royalle, 7 pages.

> Ce n'est pas la même pièce que le n° 972 de Moreau. Le combat fut livré aux environs de Mussidan où le régiment de cavalerie de Saint Abre, des troupes du Cte d'Harcourt, fut entièrement défait et mis en déroute. — Bibl. Mazarine, 12752.

175. DEROUTE (la) du Marquis de Sauve-Bœuf a l'attaque de Chancelade en Perigort. Du 19. Decembre 1651. *S. f. de titre, n. l. n. d.,* 8 pages.

> Bibl. de Bordx., 25994 j-29.

* 176. DEUX (les) Combats n'agueres donnez entre l'armée commandée par le Comte du Daugnion & les troupes de Bordeaux. *S. f. de titre* (à la fin :) *A Paris, du Bureau d'adresse, le 20 Décembre,* 1649, 12 pages.

> Extrait de la *Gazette,* n° 156, pp. 1237-1248. Bibl. Mazarine, 13834.

177 DOUCEURS (les) de la Paix, après les Amertumes de la Guerre. Dédié à Monseigneur le Marquis de Saint Luc. *A Bourdeaux, par Guillaume de la Court, Imprimeur ordinaire du Roy,* 1651, 19 pages.

> La Dédicace, 8 pages, est signée : R. L... — Les pages 9 à 19 contiennent l'Ôde et les *Douceurs de la paix.* Bibl. de Bordx., 8748-119.

* 178. ELOGE FUNEBRE du R. Pere Louys Bonnet, Curé de S. Eulalie de Bourdeaux. *A Bourdeaux, par Pierre du Coq, Imprimeur & Libraire, ruë S. James, à l'Enseigne du Coq,* 1651, 8 pages.

> Moreau n° 1207 n'a jamais vu, dit-il, l'édition de Bordeaux et J. Delpit, qui n'a pu se la procurer, a dû réimprimer dans son *Curé Bordelais* l'édition de Paris dont le titre n'est pas le même. Voir sur le *Curé Bordelais* les n°s 123, 189, 253, 1207 et 1772 de Moreau.

179. ENTIÈRE (l') defaitte de deux regiments espagnols en la province de Champagne et de 150. Prisonniers, officiers et autres. Par Monsieur de Villequiers, l'un des Generaux commandant l'Armée du Roy. Avec les articles de la Paix de Bordeaux apportez les quatre et cinquiesme du present mois d'Octobre 1650. Avec autres particularités. *A Paris, par Antoine Estienne....* 1650, 8 pages.

> Datée du 6 Octobre. — Bibl. de Bordx., 8739-23.

* 180. ENTRÉE (l') de leurs Majestez & de la Cour à Bordeaux ; Avec toutes les particularitez de leur réception. *S. f. de titre*, (à la fin :) *A Paris, du Bureau d'Adresse...,* le 13 Octobre 1650, 6 pages chif. de 1353 à 1364.

> Extrait de la *Gazette*, n° 154. — Leurs Majestés arrivèrent à Bordeaux venant de Bourg le 5 octobre vers onze heures, avec « douze grands vaisseaux de guerre commandés par Duquesne. »

* 181. ENTRETIENS amoureux de Monsieur le Prince de Condé, Madame la Princesse, & de Monsieur le Duc d'Anguien, à leur première entrevuë à Paris. Ensemble leurs Communs Dialogues sur la guerre de la Ville de de Bourdeaux. *S. f. de titre,* (à la fin :) *Jouxte à la Coppie Imprimée à Paris, par David Beauplet Imprimeur en l'Isle du Palais*, 1651, 8 pages.

> Pièce dialoguée en vers. — Bibl. de Bordx., 25994 h-50.

182. EPICEDIA IN VIROS illust. quibus in nupero Bello Civili, curæ fuit Burdigalae salus. Authore Godofredo Gaio, Sacerd, Burdigalensi, Clemente Deo regnante *S. l. n. d.* (*Burdigalæ* ? 1651 ?), 16 pages.

> Cette brochure contient les éloges funèbres en vers de plusieurs personnages bordelais ayant joué un rôle pendant la Fronde : le Marquis de Chambaret, J.-A. Blanc, J.-André, Gabriel Ledoux, J.-J. Montaigne. etc,. et Louis Bonnet, curé de Sainte-Eulalie. L'auteur est le prêtre Godefroy Gay auquel on doit plusieurs opuscules de ce genre. Bibl. Mazarine, 10119 et Bibl. de Bordx., 3514. Pièce très rare.

183. EXPRESSION (l') de la joie publique de la Ville d'Agen. Et les Magnificences de la Cour Présidiale d'Agenois pour la nomination de Monseigneur le Prince de Condé au Gouvernement de la Province de Guyenne. Ensemble le Récit du Balet, qui fut dançé publiquement dans ladite Ville le premier jour de Juin, avec les Stances & explications des Figures et Emblesmes. *A Agen, par Jean Fumaderes Imprimeur ordinaire du Roy, de la Ville & pays d'Agenois.* 1651, 2 ff. non chif., 16 pages et 6 ff. non chif.

> Pièce très-curieuse — Bibl. Nat. Lk² 800 et Bibl. de Bordx., 25994 ʰ-43.

* 184. EXTRAORDINAIRE du XVII juin M. XLIX. *(sic)* Contenant : L'accomodement des Habitants de la ville de Bordeaux avec le Duc d'Epernon : Les réjouissances faites à Bruxelles en faveur de l'Archiduc Léopold : Et la nouvelle remonstrance de la Noblesse & des Bourgeois de Londres aux Estats d'Angleterre, sur la détention du Lieutenant Colonel Jean Lilebourn & ses compagnons. *S. f. de titre*, (à la fin): *A Paris, du Bureau d'Adresse... le 17 juin 1649*, 6 pages chif. de 364 à 380.

Extrait de la *Gazette*.

* 185. FRANCE (la) libre par la sortie de Messieurs les Princes et par la Retraite honteuse du Mazarin. Avec taloche donnée à Bernard par les Bourgeois de Paris. Ensemble les véritables Souspirs François sur le départ de Son Eminence. *S. l.* 1651, 8 pages.

Pièce en vers alexandrins. — Bibl. de Bordx., 25994 J-14ᵇⁱˢ.

186. FRANCE (la) libre qui se rejouit. *Bordeaux*, 1650.

Cat. Mazarine.

187. FRONDE (la) bourdelaise dédiée à Monseigneur le Duc d'Anguien. Par le sieur Materre.... 21 pages et 1. f. blanc.

Pièce en vers burlesques. La Dédicace, pages 3 à 10, est datée de « Bourdeaux, ce 20 de Juillet, 1650. » Le titre de départ est : « La Fronde bourdeloise. Stances my-burlesques. » Il y a 23 stances. — Bibl. de Bordx. 8748-72. — Une déchirure au bas du titre de l'exemplaire que nous avons vu a enlevé le lieu d'impression et le nom de l'imprimeur, mais la pièce a été imprimée à Bordeaux. Sur ce même titre on voit un cartouche emblématique gravé sur cuivre et représentant une main tenant une fronde, avec, dans un nuage, les armes de Condé.

188. GENEREUSES PENSÉES des Muses sur l'Armement & le depart de Monseigneur le Prince de Condé, Gouverneur & Lieutenaut General pour le Roy en Guyenne. *A Bourdeaux, par G. de La Court, Imprimeur ordinaire du Roy, & de Son Altesse.* 1651, 8 pages.

Pièce en vers signée : *Allyé.* — Bibl. de Bordx., 25994 h-46.

189. GUYENNE (la) anx pieds de l'illustre Frondeur. Par M. D. C. Bergere d'Albret. *Jouxte la Coppie imprimée. A Nerac, par Mathurin Robert, Imprimeur & Libraire,* 1651, 8 pages.

Pièce en vers. — Bibl. de Bordx., 25994 j-26.

190. HARANGUE de la Guyenne aux pieds de son libérateur Tres-Auguste. *S. l. n. d.*, 2 ff. chiff. de 25 à 28.

Gᵈ Séminaire de Bordeaux. — Cette pièce est citée dans l'inventaire de ce recueil dressé par Tamizey de Larroque à la suite de ses *Mazarinades Inconnues*, mais cette liste a été établie d'une manière si peu bibliographique qu'il est difficile de savoir pour certaines pièces si ce sont des Mazarinades ou non et c'est le cas pour celle-ci.

191. HARANGUE de Messieurs les Deputez du Parlement de
Bourdeaux faite au Roy et à la Reyne Regente. prononcée par Mr. le President Gourgues. *A Bourdeaux,
par J. Mongiron Millanges, Imprimeur du Roy*, 1651,
7 pages.

> Au sujet de la paix. — Gd Séminaire et Bibl. de Bordx.
> 8748.

* 192. HARANGUE de Messieurs les Jurats de la Ville de
Bazas, Faite à Madame la Duchesse de Longueville.
Prononcée par le Sieur Bertrand de Pecave Advocat en
la Cour, & premier Jurat de ladite Ville. *S. f. de titre,
n. l. n. d.*, (1652), 4 pages.

193. HARANGUE de Messieurs les Jurats de la Ville de Bazas,
faite à Monseigneur le Prince. Prononcée par le Sieur
Bertrand de Pecave Advocat en la Cour, & premier Jurat
de la dite Ville. *A Bourdeaux, par Guillaume de La
Court, Imprimeur ordinaire du Roy, & et de Son Altesse.*
1651, 8 pages.

> Bibl. de Bordx., 25994 h.—44.

* 194. HARANGUE de Messieurs les Jurats de la Ville de
Bazas, faite à Monseigneur le Prince de Conty.
Prononcée par le Sieur Bertrand de Pecave Advocat en
la Cour, & premier Jurat de la dite Ville. *S. f. de titre,
n. l. n. d.* (1652 ?), 4 pages.

> Bibl. de Bordx., 25994 J-34. — Réimpression de la précédente.

195. HARANGUE faite à Monseigneur le Prince de Conty,
par les Deputez de la Ville de La Réolle.... *A Bourdeaux, par G. de la Court, Imprimeur ordinaire du Roy
et de son Altesse. S. d.* (1652), 8 pages.

> Du 27 Mai 1652 — Moreau, no 1574, n'a connu que l'édition
> de Paris. — Bibl. de Bordx., 8748-84.

* 196. HARANGUE faite à Monseigneur le Prince. Par
Monsieur de Lachabane, Tresorier de France à
Bourdeaux, Député de l'Assemblée de Messieurs les
Tresoriers de France de toutes les Generalitez du
Royaume. *S. l. n. d.*, 7 pages.

> Imprimée à Bordeaux. Peut être datée de 1650 à 1651.

* 197. HARANGUE faite au Parlement de Paris M. par de Voy-
sin... *A Paris*, 1650. (à la fin :) *Chez Guillaume Sassier,
Imprimeur & Libraire ordinaire du Roy, ruë des Cordiers,
proche la Sorbonne, aux deux Tourterelles*, 12 pages.

> Moreau, n° 1579, a l'air de douter de l'existence de cette

édition de Paris de G. Sassier : il ne cite que celle de Paris,
S. n. d'impr. quant à celle de Bordeaux en 8 pages, il a
dû voir un exemplaire incomplet de l'*Extrait des Registres...*
car cette impression a 12 pages comme les autres.

198. HARANGUE faite au Roy par Monsieur Talon.... *A
Bourdeaux par Guillaume de la Court....* 1640. Jouxte
la Coppie imprimée à Paris. 8 pages.

> Bibl. Mazarine, 13384. — Moreau, nº 1598, n'a pas connu
> cette édition bordelaise.

* 199. HEUREUSE PREDICTION des Conquestes de Monseigneur le Prince. Dédiée à Son Altesse. *A Bourdeaux,
chez Pierre du Coq, Imprimeur de Son Altesse Royale,
ruë St-Jammes, à l'enseigne du Coq,* 1651, 8 pages.

> Signée à la fin : La Noailhe. — Bibl. de Bord., 25994 h-34

200. HISTOIRE POETIQUE des exploits admirables du duc
Bernard Despernon. avec l'arrivée de Madame la
Princesse, en Guienne. Dédiée à Monseigneur le Prince
de Condé. *Sur l'Imprimé, à Paris, chez Jean Drouet,
Imprimeur, demeurant en la Galerie du Palais. S. d.,*
(1650), 8 pages.

> Pièce en vers, signée à la fin : Verlhiat, Autheur. — L'ar-
> rivée de la princesse de Condé à Bordeaux est du 31 mai
> 1650. — Gd Séminaire de Bordeaux et Bibl. de Bordx., 25994
> J-10. Réimprimée dans les *Mazarinades Inconnues* de Tami-
> zey de Larroque.

* 201. HISTOIRE véritable de tout ce qui s'est fait & passé en
Guienne pendant la Guerre de Bourdeaux.... *S. l. n. d.,*
(1650), 80 pages.

> Moreau, nº 1638, donne un autre titre : « Histoire de ce
> qui s'est fait... » au lieu de : « Histoire véritable de tout ce
> qui s'est fait... » et comme d'un autre côté il n'indique que
> 20 pages au lieu de 80 nous pouvons en conclure qu'il y a
> deux éditions de cette pièce importante.

202. HONNEUR funebre de Madame la Princesse Douai-
rière de Condé, faite dans l'Eglise Metropolitaine Sainct
André à Bourdeaux, le 2. Decembre 1651. *S. f. de titre,
n. l. n. d.,* 8 pages.

> Bibl. de Bordx., 25994 h-41. — La princesse douairière de
> Condé, née Charlotte de Montmorency, était morte le 2 dé-
> cembre 1650. C'était la mère du grand Condé, de la duchesse
> de Longueville et du prince Armand de Conti, qui tous trois
> dirigeaient la Fronde à Bordeaux. Cette pièce est la relation
> du service de bout de l'an célébré en la cathédrale Saint-An-
> dré de Bordeaux, avec l'oraison funèbre qui y fut prononcée.

* 203. INTRIGUES (les) de la Paix... *S. l*, 1652, 15 pages.

> Moreau, n⁰ 1725, indique deux parties, l'une de 8 et l'autre de 7 pages, mais il ne dit pas que la seconde partie a un titre spécial : *Suite véritable des Intrigues...* (v. plus loin dans ce Supplément) et forme en somme une pièce à part. De plus il n'a pas connu la première partie de l'édition en 15 pages que nous désignons ici, imprimée en plus gros caractères que celle en 8 pages.

* 204. ITERATIVES Remonstrances a Messieurs et Reverends Pères, les Curez & Predicateurs de la Ville & Dioceze de Bourdeaux. *S. f. de litre, n. l. n. d.*, 8 pages.

> A la fin signé : Gai Bourdelois, Prestre. — Pièce dirigée contre Mazarin après son retour en France.

* 205. JOIE de la France, sur la liberté de Messieurs les Princes. Escrite par un Gentilhomme de son Altesse, à un sien Amy. *A Bourdeaux, par Guillaume de la Court, Imprimeur ordinaire du Roy, & de Sadite Altesse*, 1651, 7 pages.

> *De Paris, le 15 février 1651.*

* 206. JOURNAL de ce qui s'est passé de plus remarquable en la ville de Bordeaux, depuis le 17 jusques au 26 du mois dernier. *S. f. de titre*, (A la fin :) *A Lyon, ce 14 Aoust 1653. Chez Jean Aymé Candy, Imprimeur....* 16 pages chif. de 781 à 796.

> La pièce porte en tête le n⁰ 97. — Extrait de la *Gazette.*

207. JUGEMENT de la Cour Presidialle d'Agenois, contre la Cour des Aydes. Avec le playdoyé de Messieurs les Gens du Roy *A Bourdeaum, par J. Mangi on Millanges, Imprimeur ordinaire du Roy*, 1650, 10 pages et 1 f. blanc.

> Cat. Mazarine.

208. JUGEMENT du Curé Bordelais, pour servir à l'histoire des mouvements de Bordeaux, en 1651, par M. Lancelot du Mulet, Abbé de Verteuil en Médoc. *S. l. n. d.*, (1651), pet. in-12.

> Réimpression du n⁰ 1772 de Moreau. — Cat. Mazarine.

* 209. LARMES (les) de Thémis exilée de Bordeaux, adressées au Roy. *Paris, chez Gilles Dubois*, 1653, 22 pages-

> L'édition citée par Moreau est de *Paris, Pierre Targa...*

210. LETTRE circulaire de l'assemblée de la Noblesse. *A Bordeaux, S. d.*, (1651), 20 pages.

> Du dernier février 1651. — Il y a eu plusieurs éditions de cette lettre : *Paris, S. l.*, etc.. Moreau, n° 1819, ne cite que celle *S. l.* en 14 pages. Cat. Mazarine.

211. LETTRE circulaire des Curés d'Entre-deux-mers à tous les Curés du Diocese de Bordeaux. *S. l. n, d.*, 4 pages.

> De Créon, le 21 mars 1651. — Cat. Mazarine.

212. LETTRE circulaire du Parlement de Bourdeaux, escrite à tous les Parlemens de France. *A Bourdeaux, chez J. Mongiron Millanges, Imprimeur ordinaire du Roy,* 1651, 4 pages.

> Du 27 Octobre 1651, — Bibl. de Bordx., 25994 h-33.

* 213. LETTRE circulaire du Parlement de Bourdeaux, escrite a tous les Parlemens de France. *A Bourdeaux, chez J. Mongiron Millanges, Imprimeur ordinaire du Roy,* 1651, 4 pages.

> Du 23 Septembre 1651. — Bibl. de Bordx., 8748.

214. LETTRE d'un Bordelois a un Bourgeois de Paris. *A Bordeaux,* 1651, 8 pages.

> De Bordeaux, le 19 septembre, 1651, signée à la fin R. D. L. Il y a deux éditions différentes portant *Bordeaux*. Bibl. Mazarine, 10170 et 13421.

* 215. LETTRE d'un Bourgeois de Poitiers, escrite à un Bourgeois de la Ville de Bourdeaux. Contenant le souslevement du Peuple de la Ville de Poitiers, pour un soufflet donné au maire de la dite Ville par un Huissier du Cabinet de la Reyne. Ensemble plusieurs particulatez de divers endroits. *S. l.* 1652, 7 pages.

> Datée de Poitiers, le 5 Janvier 1652 et signée F. D. Q.

216. LETTRE d'un gentilhomme du Perigord écrite à un sien ami contenant ce qui s'est passé dans la déroute du chevalier de La Valette, près Bergerac, *S. l.* 1650.

> Cat. Mazarine.

217. LETTRE d'un marchand de Liège à un sien correspondant de Paris.... *Bourdeaux,* 1651, 8 pages.

> Du 10 Août. — Moreau, n° 1884, ne cite qu'une édition *S. l.* — Cat. Mazarine.

* 218. LETTRE de la Cour de Parlement de Bourdeaux

escrite à la Cour de Parlement de Paris. *Bourdeaux, Jean Millanges, Imprimeur du Roy*, 1650, 4 pages.

Bibl, Nationale, L 537-1542. — Il n'y a jamais eu à Bordeaux d'imprimeur du nom de Jean Millanges ; supercherie typographique évidente.

* 219. LETTRE de la Cour de Parlement de Paris, escrite à la Cour de Parlement de Bourdeaux. Du 2 janvier 1652. *A Bourdeaux. Par J. Mongiron Millanges, Imprimeur ordinaire du Roy*, 1652, 4 pages.

Au sujet du retour de Mazarin en France.

* 220. LETTRE de la Cour de Parlement de Paris, escrite à la Cour de Parlement de Bourdeaux. Du septiesme septembre 1649. *A Bourdeaux, par J. Mongiron Millanges, Imprimeur ordinaire du Roy*, 1649, 4 pages.

Du 7 septembre, au sujet de la Déclaration du Roi. — Bibl. de Bordx., 8921-12.

* 221. LETTRE de la Cour du Parlement de Paris, escrite à la Cour du Parlement de Bourdeaux. Du 23 Oct. 1649. *A Bourdeaux, par J. Mongiron Millanges, Imprimeur ordinaire du Roy*, 1649, 4 pages.

Relative à la continuation des malheurs du parlement de Bordeaux. — Bibl. de Bordx., 10504-50.

222. LETTRE de Madame la Princesse, écrite au Roy à son arrivée proche de Bordeaux. *Paris, par E. La Seray*, 1650, 8 pages.

Bibl. Nat. Lb 37-1568 A. — Moreau, n° 1958, n'indique que l'édition *Jouxte la Copie imprimée à Bordeaux.*

* 223. LETTRE de Madame la Princesse escrite au Roy. *A Paris, jouxte la Copie imprimée*, 1650, 8 pages.

Signée . Claire Clémence de Maillé. A Bordeaux, ce 2 août 1651. — Moreau, n° 1957, ne cite que l'impression *S. l.* — Bibl. Mazarine, n° 242.

224. LETTRE de Monseigneur le Duc de Rohan à Son Altesse Royale sur les entreprises du cardinal Mazarin.... *A Bourdeaux, par P. du Coq...* 1652, 7 pages.

Dans Moreau, n° 2004, édition de Bordeaux seulement, — Cat. Mazarine.

* 225. LETTRE de Monseigneur le Duc d'Orléans escrite à la Cour de Parlement de Bordeaux. Du 17. de May 1651. *A Bourdeaux, par J. Mongiron Millanges, Imprimeur ordinaire du Roy*, 1651, 4 pages.

Au sujet de la nomination du Prince de Condé comme

Gouverneur de Guyenne en remplacement du duc d'Epernon.
— Bibl. de Bordx., 25994 h-3.

* 226. LETTRE de Monseigneur le Duc d'Orléans,, escrite à
la Cour de Parlemeut de Bourdeaux. Touchant l'entrée
du Cardinal Mazarin en France. Du troisiesme janvier
mil six cens cinquante-deux. *A Bourdeaux, chez
J. Mongiron Millanges, Imprimeur ordinaire du Roy,*
1652.

Du 3 janvier.

227. LETTRE de Monseigneur le Duc d'Orléans escrite
à Messieurs du Parlement de Bourdeaux, avec la
Réponse dudit Parlement. *A Bourdeaux, chez J. Mongiron Millanges, Imprimeur ordinaire du Roy,* 1652
8 pages.

Rec. du Gᵈ Séminaire de Bordx.

* 228 LETTRE de Monseigneur le Duc d'Orléans, escrite à
Messieurs les Maire & Jurats de Bourdeaux. Du 17 de
May 1651. *A Bourdeaux, par J. Mongiron Millanges,
Imprimeur ordinaire du Roy,* 1651, 4 pages.

Même sujet que le nº 224. Bibl. Bordx, 25994 h-10.

* 229. LETTRE de Monseigneur le Prince à Monseigneur le
duc d'Orléans. *A Bourdeaux, chez Pierre du Coq,
Imprimeur de Son Altesse Royalle, ruë Sᵗ-Jammes, à
l'enseigne du Coq.* 1651, 8 pages.

Du 29 octobre. — Bibl. de Bordx., 8748.

' 230. LETTRE de Monseigneur le Prince de Condé, escrite
à la Cour du Parlement de Bourdeaux. Du 16. de May
1651. Portée par le Sieur de Casenave. *A Bourdeaux,
par J. Mongiron Millanges, Imprimeur ordinaire du
Roy.* 1651, 4 pages.

De Paris, le 16 mai 1651. — Au sujet de sa nomination au
Gouvernement de Guyenne. — Voir le nº 232. — Bibl. de
Bordx., 25994 h-8.

* 231. LETTRE de Monseigneur le Prince de Condé escrite à
Messieurs de la Cour de Parlement de Bourdeaux. Sur
le sujet de son arrivée en son gouvernement. *A Bourdeaux, chez J. Mongiron Millanges, Imprimeur ordinaire
du Roy.* 1651. 2 ff. non chif.

Datée de Verteuil, ce 19 septembre 1651 et signée : Louys de
Bourbon. — Bibl. de Bordx. 25994 h-29.

232. LETTRE de Monseigneur le Prince de Condé. Escrite

à Messieurs de la Cour de Parlement de Bourdeaux.
*A Bourdeaux, par Guillaume de La Court, Imprimeur
ordinaire du Roy et de Son Altesse.* 1651, 8 pages.

De Paris, le 16 mai 1651. — Bibl. de Bordx., 8923 ᵇⁱˢ. Autre
impression du n° 230.

233. LETTRE de Monseigneur le Prince de Condé escrite
(le 26 juillet 1652) à Messieurs du Parlement de Bourdeaux, avec la Reponse dudit Parlement. *S. f. de titre,
n. l. n. d.*, (1652), 8 pages.

Rec. du Gᵈ Séminaire de Bordeaux.

234. LETTRE de Monseigneur le Prince de Condé escrite
à Messieurs les Maire et Jurats, Gouverneurs de Bourdeaux, Juges Criminels et de Police. *A Bourdeaux, par
G. de La Court, Imprimeur ordinaire du Roy et de Son
Altesse. S. d.* (1652), 6 pages et 1 f. blanc.

Datée de Paris, 29 septembre 1652. — Bibl. de Bordx.,
8748.

235. LETTRE de Monseigneur le Prince escrite à Messieurs
les Maires *(sic)* & Jurats, Gouverneurs de Bourdeaux.
Avec la Lettre escrite à Messieurs les Bourgeois. *A
Bourdeaux, par J. Mongiron Millanges, Imprimeur ordinaire du Roy.* 1652, 7 pages.

Paris, le 26 mai 1652. — Bibl. de Bordx., 8748.

* 236. LETTRE de Monseigneur le Prince escrite à Messieurs
les Maires & Jurats Gouverneurs de Bourdeaux, Juges
Criminels & de Police. *A Bourdeaux, chez J. Mongiron
Millanges, Imprimeur ordinaire du Roy. S. d.* (1651),
4 pages.

De Verteuil, 19 septembre 1651 et signée : Louys de Bourbon   Bibl. de Bordx., 8č991 l. 00. Au sujet do son arrivée
à Bordeaux.

237. LETTRE de Monsieur le Duc d'Espernon à un de Messieurs du Parlement de Paris. *S. f. de titre, n. l. n. d.*
(1650), 12 pages et 2 ff. blancs.

Datée de Loches, 19 août et relative aux affaires de Bordeaux. — C'est le n° 2020 de Moreau, mais d'une autre
impression et sans la réponse. — Bibl. de Bordeaux, 8923.

* 238. LETTRE de Monsieur le Duc d'Espernon à un de Messieurs du Parlement de Paris. *S. f. de titre.* (A la fin :)
Paris, ce 15 sept. 1650, 15 pages.

C'est la même lettre que le n° 2020 de Moreau qui

n'a pas connu cette réimpression en 15 pages ; mais la lettre est datée dans les deux éditions du 30 août et non du 19 comme il le dit et quant à la réponse, dans cette réimpression elle porte la date du 15 septembre.

239. LETTRE de Monsieur le Duc d'Espernon, escrite à la Cour de Parlement de Bourdeaux du 31. Mars 1649. Avec la Response du Parlement, du 2. Avril 1649. *A Bourdeaux, par Guillaume Millanges, Imprimeur ordinaire du Roy.* 1649, 12 pages.

La lettre est datée de Cadillac, 31 mars 1649 et la réponse de Paris, le 2 avril 1649. — Bibl. Bordx., 8923, 12 et Bibl. Nat, Lb 37-1126 A.

* 240. LETTRE de Monsieur le Duc d'Orléans, escrite à la Cour de Parlement de Bourdeaux. Du 4. Mars 1651 — *A Bourdeaux, par J. Mongiron Millanges, Imprimeur ordinaire du Roy.* 1651, 4 pages.

Lettre banale dans laquelle le duc donne l'assurance que la Cour peut compter sur son estime et son concours comme lui compte sur sa fidélité. — Bibl. de Bordx., 8923 bis.

241. LETTRE de Monsieur le Duc d'Orléans escrite à la Cour de Parlement de Bourdeaux, du 26 Janvier 1650. *A Bourdeaux, par J. Mongiron Millanges, Imprimeur ordinaire du Roy.* 1650, 7 pages.

Bibl. de Bordx., 8921-28.

* 242. LETTRE de Monsieur le Duc d'Orléans escrite à Messieurs les Jurats de Bourdeaux. Du 4 Mars 1651. *A Bourdeaux, par J. Mongiron Millanges, Imprimeur ordinaire du Roy.* 1651, 4 pages.

Même sujet que le n° 240. — Bibl. de Bordx., 8923 bis.

* 243. LETTRE de Monsieur le Prince à Son Altesse Royale. Sur le Sujet de son éloignement de la Cour. *A Bourdeaux, chez J. Mongiron Millanges, Imprimeur ordinaire du Roy. S. d.* (1651), 8 pages.

Du 13 septembre 1651. — Bibl. Bordx., 25994 h-27. Moreau, n° 2033, ne donne que les éditions de *Paris* et *Jouxte la copie.*

* 244. LETTRE de Monsieur le Prince escrite à Messieurs du Parlement : Sur le sujet de sa retraite à Bordeaux. *S. f. de titre, n. l. n. d.* (1651), in-4°, 11 pages.

Il y a une autre édition également *s. l. n. d.*, mais de 7 pages seulement, que Moreau cite dans son supplément, n° 123, du *Bulletin du Bibliophile* et deux autres éditions, une de 8 pages et une en italien, *s. l. n. d.* (Bibl. Mazarine).

245. LETTRE de M^r le Prince de Condé, escrite au Roy. *A Bourdeaux, par G. de La Court, Imprimeur ordinaire du Roy et de Son Altesse.* 1652, 8 pages.

> Paris, août 1652. — Bibl. de Bordx., 8748.

* 246. LETTRE des Dames du Parlement de Bourdeaux aux Dames du parlement de Paris... *S. l.*, 1651. 16 pages.

> De Bourdeaux, ce 26 septembrs 1651. — Moreau en citant, n° 2071, l'édition *Jouxte la copie impr. à Bordeaux* de 18 pages dit : « Je ne crois pas à l'édition de Bordeaux. » L'impression dont nous venons de donner le titre et que Moreau n'a pas connue, pourrait bien être bordelaise et ce serait alors la pièce originale.

* 247. LETTRE des Enfants, Bourgeois, et Habitans de la Ville de Bourdeaux à Monseigneur le Prince de Condé, au sujet des réjouissances publiques, qui ont suivy sa Liberté. *S. l.*, 1651, 6 pages.

> Rec. du G^d Séminaire de Bordx., et Bibl. de Bordx., 8748.

* 248. LETTRE des Jurats et Habitans de la Ville de Bourdeaux. Envoyée aux Bourgeois & Habitans de Paris. *A Paris*, 1650, 4 pages.

> A Bourdeaux, ce 16 Juillet 1650. — Moreau, n° 2073, ne cite que l'édition *S. l., Jouxte la copie imprimée à Bordeaux.*

249. LETTRE de Son Altesse Royale au Roi. *A Bourdeaux, par Pierre du Coq, Imprimeur de Son Altesse Royale, rue Saint-James.* 1652. Jouxte la copie impimée à Paris, avec permission.

> Moreau, n° 2054, n'indique que l'édition de Paris. Bibl. de Bordx., 8748.

250. LETTRE du Mazarin envoiée au Duc Despernon, touchant les affaires du temps. Avec la Réponse du Duc Despernon. *Sur l'Imprimé, A Paris, chés Gervais Gaultier, Imprimeur et Libraire.* S. d. (1651), 8 pages.

> La lettre est signée : *Jules Mazarin* et datée de Cologne, 20 août 1651 et la réponse porte la signature de *Le Duc Despernon* et la date de Paris, le 29 août 1651. Bibl. de Bordx., 8748.

251. LETTRE du Parlement de Bourdeaux, escrite à Monsieur le Duc d'Orléans. *A Bourdeaux, chez J. Mongiron Millanges, Imprimeur ordinaire du Roy.* 1651, 4 pages.

> Du 27 octobre. — Bibl. de Bordx. 8748.

* 252. LETTRE du Roy, envoyée à Messieurs de la Cour de Parlement de Paris, sur son départ pour la Guyenne.

Leuë le huictiesme Juillet 1650. *A Paris, par les Imprimeurs & Libraires du Roy.* 1650. Avec privilège de Sa Majesté, 7 pages.

Il y a de cette pièce deux impressions différentes : la composition du texte, du titre, des ornements, etc. est identique, la seule différence est dans le millésime au bas du titre : sur l'une on lit M. DC. L et sur l'autre M. DC. XXXXX. Moreau, n° 2168.

* 253. LETTRE du Roy, escrite à Messieurs les Maires et Jurats, Gouverneurs de Bourdeaux. Et Bourgeois de cette Ville. *A Bourdeaux, par J. Mongiron Millanges, Imprimeur ordinaire du Roy.* 1650, 6 pages.

Datée de Blaye, le 16 octobre, 1650. Au sujet des canons du Château Trompette. — G^d Séminaire de Bordeaux.

* 254. LETTRE du Roy, escrite à sa Cour de Parlement de Bourdeaux. *A Bourdeaux, par Jacques Mongiron Millanges, Imprimeur ordinaire du Roy.* 1651, 4 pages.

De Paris, le 20 août 1651. — Relative à l'exclusion du Cardinal Mazarin « non seulement de nos Conseils, mais de nostre Royaume... » — Bibl. de Bordx., 8748.

255. LETTRE du Roy, escrite à sa Cour de Parlement de Bourdeaux. Du vingt-unième Janvier 1650. *A Bourdeaux, par J. Mongiron Millanges, Imprimeur ordinaire du Roy.* 1650, 7 pages.

Bibl. de Bordx., 8921-26.

* 256. LETTRE du Roy, escrite à sa Cour de Parlement de Bourdeaux..... *A Bourdeaux, par J. Mongiron Millanges, Imprimeur ordinaire du Roy.* 1650, 4 pages.

De Paris, le 20 décembre 1649. — L'exemplaire que nous avons sous les yeux n'a pas, contrairement à ce que dit Moreau, n° 2154, au sujet de l'édition de Bordeaux, la *Déclaration et les Articles.*

257. LETTRE du Roy, escrite à sa Cour de Parlement de Bourdeaux. Sur la detention des princes de Condé et de Conty et du duc de Longueville. *A Bourdeaux, par J. Mongiron Millanges, Imprimeur ordinaire du Roy.* 1650, 12 pages.

Datée de Paris, 21 janvier 1650. — Bibl. de Bordx, 8921 et Bibl. Mazarine 10196.

258. LETTRE du Roy, escrite à sa Cour de parlement de Bourdeaux sur la detention des princes de Condé et

de Conty et Duc de Longueville. *A Bourdeaux, par J, Mongiron Millanges, Imprimeur ordinaire du Roy.* 1650. 12 pages.

Du 1ᵉʳ février 1650. Autre lettre que la précédente. — Bibl. de Bordx., 8921-31.

* 259. LETTRE du Roy, escrite à sa Cour de Parlement de Bourdeaux, sur le sujet de sa Majorité. Avec le remercîment de Sa Majesté fait à la Reyne de sa Regence. *A Bourdeaux, chez J. Mongiron Millanges, Imprimeur ordinaire du Roy.* 1651, 7 pages.

Du 7 septembre. — Bibl. de Bordx., 8748.

* 260. LETTRE du Roy, escrite au Parlement de Tolose. *A Tolose, par Jean Boude, Imprimeur ordinaire du Roy, & des Estats Generaux de la Province de Languedoc, près le Collège de Foix,* 1650, 7 pages.

Donnée à Bordeaux, le 6 octobre 1650. — Sur les affaires de Bordeaux, la paix que le Roi a accordée et son arrivée en cette ville.

261. LETTRE du Sʳ Gay, Bourdelois prestre. A Monseigneur le Prince, Gouverneur de Guyenne. Avec la Réponse de Son Altesse. *S. f. de titre, n. l. n. d.* (1651), 7 pages.

La lettre est datée de Bordeaux, le 6 Mars 1651 et la réponse de Paris, le 17 Mars, 1651. — Bibl. Mazarine, 11432.

* 262. LETTRE escrite à Son Altesse Royale par le Sieur Peuche Sieur de La Pesche..... *S. l.* 1651, 8 pages.

Datée, à la fin, de Bordeaux, 23 octobre 1651. — Moreau, nᵒ 2210, donne par erreur à cette pièce le millésime de 1652. Voir sa note.

* 263. LETTRE escrite au Roy par Monsieur le Prince sur le sujet de son absence, a l'action de sa majorité. Ensemble les particularitez des Cérémonies observées en la Majorité du Roy en son Parlement de Paris, séant en son Lict de Justice. *A Bourdeaux, par Guillaume de La Court, Imprimeur Ordinaire du Roy & de Son Altesse. Jouxte la coppie imprimée à Paris, par Nicolas Vivinay. S. d.,* (1651), 4 pages.

Datée à la fin, du 6 septembre 1651. — Moreau, nᵒ 2215, ne cite que l'édition de Paris, qui n'a pas le sous-titre de l'impression bordelaise. — Bibl. de Bordx., 8748.

* 264. LETTRE (les) et Ordonnance du Roy faite depuis

l'arrivée de Sa Majesté dans le Bordelois : Et ce qui
s'est passé de plus mémorable devant Bordeaux.
S. f. de titre, (à la fin :) *A Paris, du Bureau d'adresse...
le 24 Septembre 1650,* 12 pages chif. de 1229 à 1240.

Extrait de la *Gazette,* n° 138.

* 265. LETTRES *(sic)* du Roy, envoyée a Messieurs de Bordeaux, & ce qui s'y est passé depuis le Siège. *A Orléans,
par Maria Paris, Imprimeur du Roy, & de Monseigneur
le Reverend Evesque d'Orléans, & de la Nation Gema-
nique (sic). S. l. n. d.* (1650), 4 pages.

Sur l'arrivéé de leurs Majestés à Bordeaux.

266. LETTRES PATENTES du Roy Charles VII. Contenant
les articles et Traicté accordez entre les Commissaires
de Sa Majesté, et les Deputez de la Ville de Bourdeaux,
pays Bourdelois, et autres pays de Guyenne, lors de la
reduction de la Guyenne à la Couronne de France,
après que les Bourdelois en eurent chassé les Anglais
pour se mettre sous l'obeyssance du Roy de France.
A Paris, Jouxte la Coppie Imprimée à Bourdeaux.
1650, 8 pages.

Bibl. de Bordx.. 8748. — Autre édition que celle citée par
Moreau, n° 2291, dont le titre a été abrégé.

* 267. LETTRES PATENTES du Roy, contenant provision à
Monseigneur le Prince du Gouvernement de Guyenne,
& prestation de son serment de fidelité, fait en qualité
de Gouverneur de la dite Province, entre les mains de
Sa Majesté. Verifiées & enregistrées au Parlement de
Bourdeaux, & publiées en iceluy le 31. May & 12. de
Juin 1651. *A Bourdeaux, par J. Mongiron Millanges,
Imprimeur ordinaire du Roy,* 1651, 11 pages.

Bibl. de Bordx., 8748.

268. LEVÉE (la) du Siège de Villeneuve d'Agénois... *Bour
deaux, par G. de La Court, Imprimeur ordinaire du Roy
& de Son Altesse,* 1652, 7 pages.

Moreau ne donne que l'édition de Paris, n° 2298. Bibl. de
Bordx., 8748-99.

269. LUDOVICO XIV, Galliæ et Navarræ regi... panegyri-
cum de compositis Galliæ motibus seu vindiciis secun-
dum libertatem, consecrat; regiam, Burdigalæ, clemen-
tiam, trophæum immortale, appendit ; et longam
triomphalium annorum seriem quanto potest animo
depræcatur subditissimus P. Aliziary,... — *Narbonæ,
G. Besse,* 1650, in-4°.

Bibl. Nat. Lb 37-1645.

270. LUDOVICO XIV. Galliarum Regi Christianissimo. *S. f. de titre, n. l. n. d.* (1649), 4 pages.

Le titre ci-dessus est celui qui est en tête de la dédicace datée de « Burdigalæ Tuæ Calendis Janu. An. 1649. » Le titre de départ porte : « Noe Vinitor. Elegia. ». — Signé à la fin : « Godofredus Gaius Sac. Burdegalensis. » Bibl. Mazarine, 10217.

271. MANIFESTE (le) de Monseigneur le Prince, pour servir de justification..... *Bourdeaux, Jouxte la copie imprimée à Paris*, 1651, 19 pages.

Moreau, n° 2373, n'indique que l'édition de Paris. — Cat. Mazarine.

272. MANIFESTE des Régiments de Cavalerie et d'Infanterie cy-devant commandés par Monsieur le Marquis de Montpouillan, touchant leur retour au service du Roy. *S. f. de titre, n. l. n. d.* (1653), 8 pages.

Daté à la fin de Monségur, ce premier Mars, 1653. — Bibl. de Bordx., 8748-75.

273. OFFICIEUSES ET CHARITABLES remontrances à tous les ordres de la province de Guyenne, sur le sujet de la Marche du Roi et de son armée commandée par Monseigneur le Cte d'Harcourt. *S. l.*, 1651, in-fol. 11 pages.

Impression bordelaise. — Attribuées à Mr de Pontac, premier président. — La répouse est *Le Coup d'Etat de la Guyenne*. — Bibl. Mazarine, 4413.

274. ORAISON FUNÈBRE sur la mort du Duc d'Espernon. *S. l. n. d.*, 10 pages.

G^d Séminaire de Bordx. — Réimprimée dans les *Mazarinades inconnues* de Tamizey de Larroque, p. 91 et suiv.

275. ORDONNANCE de Messieurs les Maire et Jurats, Gouverneurs de Bourdeaux, Juges criminels et de police. Concernant la publication de la Paix. *A Bourdeaux, chez Jacq. Mongiron Millanges, Imprimeur ordinaire du Roy*, 1653, 7 pages.

Du 31 juillet 1653. — Bibl. de Bordx., 8748.

276. ORDONNANCE de Messieurs les Maire et Jurats, Gouverneurs de Bourdeaux, Juges Criminels & de Police. Portant taxe du froment & segle. *A Bourdeaux, par J. Mongiron Millanges, Imprimeur ordinaire du Roy*. 1649, 4 pages.

Du 20 décembre. — Bibl. de Bordx., 10504-58.

277. ORDONNANCE de Mgr. le Prince de Conti sur les offres faites par les Bourgeois et Habitants de la ville de Bordeaux pour le secours de Villeneuve d'Agenois assiégé par les troupes de M. le Cte d'Harcourt. *Bordeaux, G. de La Court*, 1652, 4 pages.

Cat. Mazarine.

* 278. ORDONNANCE de M^r d'Argenson, Commissaire député par le Roy : Portant que le travail de la Citadelle de Libourne cessera, & ce qui a esté fait depuis le 4. du présent mois de May sera demoly. Avec la Declaration dudit Sieur d'Argenson, faite avant son départ de la Ville de Bourdeaux, le 18. May 1649. *A Bourdeaux, par J. Mongiron Millanges, Imprimeur ordinaire du Roy*, 1649, 4 pages.

Bibl. de Bordx., 10504-15.

279. ORDONNANCE de Monsieur le Marquis de Sauvebœuf, premier Baron de Limosin, General des armées du Roy, sous l'authorité du Parlement de Bourdeaux. *Bourdeaux, par J. Mongiron Millanges*, 1649, 7 pages.

Du 28 novembre. — Bibl. de Bordx., 10504-55.

* 280. ORDONNANCE des Reigles de l'Armée qui seront suivies de point en point. *A Bourdeaux, par J. Mongiron Millanges, Imprimeur ordinaire du Roy*, 1649, 8 pages.

A la fin : « Par commandement de Monsieur le Marquis de Sauvebœuf General ; & de Messieurs les Marquis de Lusignan & Theobon. » — Bibl. de Bordx., 10504-51.

281. ORDONNANCE du Roy, portant défenses très-expresses à tous les gens de guerre, de quelle qualité et condition qu'ils soient, de troubler ni interrompre la liberté du commerce et passage tant par eau que par terre, comme pareillement d'apporter aucun empêchement aux habitants de la présente ville (de Bordeaux) de faire leurs vendanges en toute sûreté et liberté sous peine de vie. (1er Oct. 1650).

Bibl. nationale, L^b 37-1627'. — C'est le titre que donne le catalogue en renvoyant à la *Législation*

282. ORDONNANCE du Roy, pour convertir le service de l'Arrière-ban, de Cavalerie en Infanterie du 14 de May 1649 à Saint-Germain-en-Laye. *A Bourdeaux, par Guil. Millanges, Imprimeur ordinaire du Roy*, 1649, 7 pages.

Bibl. de Bordx., 8748-77.

283. PANÉGIRE (le) de la valeur de Messieurs les bourgeois de Bourdeaux... *S. f. de titre, n. l. n. d.* (1650), 8 pages.

> Pièce en vers. L'Épître dédicatoire est signée : **J.** Dumoulin. — Bibl. de Bordx., 8921-25 et 10504-67. Moreau indique : *Envers* en un seul mot pour : *en vers* et on pourrait croire que la pièce a été imprimée à *Anvers*. C'est une coquille typographique.

284. PANÉGYRIQUE de Monseigneur de Mareschal de l'Hospital, Gouverneur de Paris, sur la Paix générale de Bordeaux. *A Paris, chés Guillaume Sassier, Imprimeur et Libraire ordinaire du Roy. S. d.*, 8 pages.

> Pièces en vers non datées, la première adressée à Mgr le Mareschal et la seconde à Madame la Mareschale. Bibl. de Bordx., 8739-29 et Bibl. Mazarine, 13549.

^ 285. PARTICULARITEZ (les) de l'Entrée de Messieurs les Princes dans la Ville de Paris... *A Bourdeaux, par Guillaume de La Court, Imprimeur ordinaire du Roy & de Son Altesse*, 1651, 8 pages.

> De Paris, ce 17 février 1651. Signé : Desaieu. C'est le nº 2707 de Moreau qui n'a pas connu l'édition de Bordeaux.

286. PARTICULARITEZ (les) des Ceremonies observées en la majorité du Roy... *Bordeaux, s. d.* (1651), 4 pages.

> Moreau, nº 2714 et nº 181 du supplément, ne donne que les éditions de Paris et de Lyon. — Bibl. de Bordx., 25994-19.

287. PERNONISME (le) berné dans Agen. Satyre burlesque. *S. f. de titre, n. l. n. d.*, pet. in-8, 32 pages.

> Pièce en vers très curieuse et très rare. — Bibl. de Bordx., 6746. — Sur le titre de cet exemplaire on a écrit : « par Despalais, » Ce n'est pas le seul exemplaire connu de cette Mazarinade dirigée contre le duc d'Epernon et sa maîtresse Nanon de Lartigue qui habitait Agen ; on nous en a signalé un second qui se trouvait chez Ph. Tamizey de Larroque.

* 288. POUR LA PAIX accordée par le Roy à la Ville de Bourdeaux, et à la province de Guyenne. Ode. Dédié à la Royne Regente. *A Bourdeaux, par Guillaume de la Court, Imprimeur ordinaire du Roy*, 1650, 16 pages.

> La Dédicace est signée R.-L. — A la fin, deux sonnets, l'un « à Mgr le duc d'Orléans, sur son entremise pour la Paix accordée par le Roy à la Ville de Bourdeaux & à la Province de Guyenne » et l'autre « à Messeigneurs du Parlement de Paris, sur le même sujet. »

289. PRINCE (le) Victorieux, Dompteur des Monstres de la Guyenne. Et glorieux triomphateur des Cœurs fidèles des Agenois. *A Bourdeaux, par Guillaume de la Court, Imprimeur ordinaire du Roy et de Son Altesse*, 1651, 19 pages.

Signé : A. D. A. — Bibl. de Bordx., 8748-107.

* 290. PRINTEMPS (le) des Bourdelois. Avec le Bouquet que Monseigneur le Prince a envoyé à la Ville de Bourdeaux. *S. f. de titre, n. l. n. d.* (1650), 8 pages.

Deux pièces en vers sous forme de dialogue entre le duc de La Rochefoucauld et la Ville de Bordeaux. Et comme il est question de paix et de l'arrivée prochaine de la princesse de Condé à Bordeaux il faut placer la publication de cette pièce vers le mois d'Avril 1650. — Gᵈ Séminaire de Bordx.

* 291. PRISE (la) de la Ville, chasteau & citadelle de Bourg, par l'armée du Roy : Avec les articles de la capitulation qui a esté accordée à sa garnison par le Duc de Vendosme. *S. f. de titre*, (à la fin :) *A Paris, du Bureau d'adresse... le 14 Juillet 1653*, 6 pages chif. de 681 à 692.

Extrait de la *Gazette*, nᵒ 86.

* 292. PRISE (la) du Chasteau de Vayres sur le chemin du Roy vers Bordeaux par le Mareschal de la Meilleraye, ensuite de laquelle prise le Gouverneur a esté pendu pour avoir tenu contre l'armée Royale... *S. f. de titre*, (à la fin :) *A Paris, du Bureau d'Adresse... le 12 Aoust 1650*, 6 pages chif. de 1017 à 1028.

Extrait de la *Gazette*, nᵒ 115.

* 293. PROCESSION (la) Royale faite en la ville de Libourne la Feste de l'Assomption. *S. f. de titre*, (à la fin :) *A Paris, du Bureau d'Adresse... le 26 aoust 1650*, 6 pages chif. de 1113 à 1124.

Extrait de la *Gazette*, nᵒ 125.

294. PROCEZ-VERBAL fait par Messieurs Le Musnier et Bitault, conseillers du Roy... *A Paris, chez Jacob Chevalier*, 1651, 59 pages.

Moreau, nᵒ 2893, ne cite qu'une édition des *Impr. et libr. ordinaires du Roy*.

295. QUERELLE (la) de la Ville de Bourdeaux avec le Duc

d'Espernon, en forme du Dialogue. Faicte par une Demoiselle de Gascosgne. *S. l.*, 1650, 32 pages.

A la suite de la Querelle on trouve : « Songe du Duc d'Espernon estant à Cadillac, après sa dernière sortie de Bourdeaux. » Ces deux pièces en vers ont été réimprimées dans les *Mazarinades inconnues* de Tamizey de Larroque. Rec. du Gᵈ Séminaire de Bordx.

* 296. RECEPTION (la) faite dans le Bordelois de la Paix qu'il a pleu au Roy d'y envoyer. *S. f. de titre*, (à la fin :) *A Paris, du Bureau d'adresse... le 10 Janvier 1650.* 4 pages chif. de 61 à 68.

Extrait de la *Gazette*, nᵉ 8.

297. RECIT et veritables sentiments sur les affaires du temps. *S. f. de titre, n. l. n. d.*

Pièce en vers relative aux affaires de Bordeaux. Le seul exemplaire que nous connaissions, Bibl. de Bordx., 25994h-47, n'a que 4 pages et est incomplet.

* 298. RECIT veritable de ce qui s'est passé au Mont de Marsan. Contre les Troupes du Marquis de Poyanne. *A Bourdeaux, par Guillaume de la Court, Imprimeur ordinaire du Roy et de Son Altesse. S. d.* (1652), 8 pages.

Du 18 février. — Moreau a ignoré cette impression bordelaise.

299. RECIT Veritable du Duel arrivé entre deux sœurs, proche de Bordeaux, l'une pour avoir pris le party & deffendu la Fronde & l'autre l'Espée, dont l'avantage a esté emporté par la belle Frondeuse. *S. l. n. d.*, placard in-fol

De Juillet 1650.
Pièce très curieuse. La moitié du placard est occupée par les scènes du duel gravées sur bois et l'autre moitié par le récit et une chanson sur « la Victoire de la belle Frondeuse ». Bibl. Mazarine, 15043.

* 300. RECONCILIATION des Bonnets rouges avec les bleus. Ou le veritable recit de ce qui se passa sur les fossez de la Maison de Ville, le 29 May 1651. Sur l'heureux succez des bons Frondeurs Bourdelois. Avec la Chanson Bachique des Garçons Marchands de Bourdeaux, sur la reünion de la Fronde. *S. f. de titre, n. l. n. d.*, 8 pages.

Pièce signée : A. D. T. H. S. D. M. L. P.

* 301. RECONCILIATION (la) du Duc Bernard Despernon avec sa Nanon. Par l'entremise du R. P. Scopette. *Jouxte la coppie imprimée. A Agen, chez Pierre Droma-dere, marchand Imprimeur, & Libraire. S. d.*, 8 pages.

> Pièce en vers non datée ni signée. Inutile de dire qu'il n'y a jamais eu de Dromadère imprimeur à Agen.

* 302. REGRETS Gascons sur la mort dou Praube feu Sarret, que Diu l'agi son amne. *A Paris*, 1649, 12 pages.

> Pièce en vers et en patois des Landes dont Moreau, n° 3088, a mal orthographié le titre. Bibl. Mazarine.

303. RELATION de ce qui s'est passé au voyage de M^r le Prince, vers la Rivière Dordoigne, avec des nouvelles particulières de Paris. *S. f. de titre, n. l. n. d.*, 7 pages.

> Rec. du G^d Séminaire de Bordeaux.

304. RELATION de ce qui s'est passé dans la ville de Bourdeaux aux cérémonies du Baptême de M. le duc de Bourbon. *A Bourdeaux, par G. de La Court, Imprimeur ordinaire du Roy et de Son Altesse*, 1653, 34 pages.

> Bibl. Nationale.
> On sait que la princesse de Condé accoucha à Bordeaux dans la nuit du 19 au 20 septembre 1652 d'un fils — voir le n° 138 de ce supplément — qui fut baptisé le 18 février 1653 dans la cathédrale Saint-André, en grande pompe, sous le nom de Louis de Bourdeaux de Bourbon ; son parrain fut le premier Jurat de Bordeaux et sa marraine la duchesse de Longueville. Le prince ne vécut que quelques mois : il décéda à Bordeaux le 11 avril 1653 et fut inhumé le lendemain dans la chapelle du couvent des Minimes de cette ville.
> Cette pièce a été réimprimée tout récemment, mais d'une manière très incomplète, dans la *Vie de Henri de Béthune, Archevêque de Bordeaux*, par l'abbé Bertrand, 1902, t. I, p. 318. — L'édition originale donne entre autres détails très intéressante la description et la gravure des quatre jetons frappés en l'honneur de cette naissance et non par l'Ormée ou pour l'Ormée comme on l'avait cru jusqu'à présent. Les princes y ont fait graver les emblèmes du parti révolutionnaire par flagornerie démagogique. Voir au sujet de ces jetons : *Les jetons dits de l'Ormée* par M. P. Fourché dans le Bulletin de la *Société Archéologique de Bordeaux*, T. XXIII (1902, fascicule complémentaire paru en décembre 1903 seulement) p. 315-336, avec une planche reproduisant les quatre jetons qui se trouvent actuellement dans le médaillier d'un numismate bordelais.

* 305. RELATION de ce qui s'est n'aguéres passé en Guyenne entre le Duc d'Espernon & ceux du parti contraire. Avec la Lettre de ce Duc aux Jurats de Bordeaux. *S. f. de titre*, (à la fin :) *A Paris, du Bureau d'Adresse... le 5 juillet 1650*, 6 pages de 821 à 832.

> Extrait de la *Gazette*, n° 94. — Datée du Camp de Castres,

le 29 Juin 1650. — Moreau ne parle que de l'édition d'Orléans. — Bibl. Mazarine, 15150.

* 306. RELATION de la défaite de l'armée du Marquis de
Saint-Luc. *A Bourdeaux, par Guillaume de La Court...*
1652, 12 pages.

> Moreau, n° 3134, ne donne que l'édition de Paris, avec un
> titre plus long.

307. RELATION de la défaite de l'armée du Marquis de
S-Luc devant Miradoux par Messieurs les Princes
de Condé et de Conty, ensemble la defaite de quatre
mil hommes des troupes de Mazarin. *Bordeaux*, 1652,
8 pages.

> Il y a une édition de *Paris, J. Chevalier, jouxte la coppie
> impr. à Bordx.*, 15 pages. Bibl. Mazarine, 12154.

308. RELATION de la Grande Conjuration de Bourdeaux,
descouverte le 20 Juin 1653. *S. f. de titre, n. l. d.*
(1653), 8 pages.

> Bibl. Nat. Lb37-3195. — Datée à la fin : du Lundy, 23 Juin
> 1653.

* 309. RELATION des particularitez du grand Combat donné
le second de juillet au faux-bourg S. Anthoine. Entre
les Troupes du C. Maz. (*sic*) commandées par les Mareschaux de Turenne & de la Ferté : Et celles de
Mr. le Duc d'Orléans & de Mr. le Prince. Ensemble le
nom des Morts, blessez & Prisonniers. *A Bourdeaux,
par G. de La Court, Imprimeur ordinaire du Roy, et de
Son Altesse, 1652. Jouxte la coppie imprimée à Paris,
par M. Vivenay, impr. ord. de Mgr. le Prince de Condé,*
1652, 24 pages.

> C'est le n° 3232 de Moreau qui ne cite que l'édition de
> Paris avec un titre un peu différent et une coquille, 1695
> pour 1652.

* 310. RELATION et Particularitez de ce qui s'est passé au
Combat donné entre l'Armée du Parlement de Bordeaux, & Monsieur le Duc d'Espernon, Gouverneur de
la Province. Ensemble le nombre des morts et blessez. *Sur l'imprimé à Paris, chez Claude Morlot,* 1649,
4 pages.

> Autre édition de la *Suite du Soldat Bordelois* non citée
> par Moreau. Même texte, avec interversion de certaines
> parties. Le titre de départ est : *Le Soldat Bordelois, conte-
> nant les particularitez de ce qui s'est passé en la Bataille
> devant la Ville de Libourne en Gascongne...* Voir plus loin le
> n° 330.

* 311. RELATION veritable contenant tout ce qui s'est fait &
passé au siege de Ville-neufve d'Agenois, où les

trouppes du Comte d'Harcourt ont esté defaites, par
celles de Monsieur le Prince, sous la conduite des
sieurs Marcin, & Balthazar. Avec la desroute & honteuse sortie des Mazarins. *A Paris, chez Guillaume Des-
prez, ruë Sainct Victor au Lyon couronné.* 1652, 6 pages
et 1 f. blanc.

* 312. RELATION veritable de l'Arrivée de Monsieur le Duc
de Guyse en France, la Reception qui luy a esté faite à
Bordeaux. Avec l'armée qu'il fait venir pour joindre
celle de Messieurs les Princes. *A Paris, chez Nicolas
Lerrein, près le Collège d'Arras,* 1652, 7 pages.

Bibl. Mazarine, 12238.

313. RELATION veritable de la seconde sortie de nos cha-
louppes commandées par le Marquis de Lusignan. *A
Bourdeaux,* 1649, 7 pages.

Bibl. de Bordx., 8921. — Moreau donne pour cette pièce,
n° 3949, un titre inexact et incomplet.

314. RELATION veritable de tout ce qui s'est fait et passé
dans la Ville de Bordeaux, à l'attaque de l'Hotel de
Ville par ceux de l'Ormière... *Jouxte la Copie imprimée
à Bordeaux par Guillaume la Cour Imprimeur ordinaire
du Roy,* 1652, 7 pages.

Il y a une autre édition *Jouxte la copie imprimée à Bourdeaux,* sans indication d'imprimeur. Bibl. Mazarine, 12258 ᵇⁱˢ
et 13621. — Moreau, n° 3253, n'a connu aucune de ces deux
éditions.

* 315. RELATION veritable de tout ce qui s'est passé dans
l'attaque de la Bastide, faite par le Duc d'Espernon le
29 Decembre dernier. Soutenue par le marquis de
Theobon, un des Generaux de l'armée du Roy, pour le
Parlement de Bourdeaux & General de la Cavallerie. *A
Bourdeaux, par J. Mongiron Millanges, Imprimeur ordinaire du Roy.* 1650, 8 pages.

Moreau, n° 3224, ne donne pas le titre complet de cette
pièce. Bibl. de Bordx., 10504-65.

* 316. REMERCIEMENT des Bourdelois au Roy. Pour la
liberté de Messieurs les Princes. Piece du sieur H. D.
L. *S. l.*, 1651, 7 pages.

Du 20 février 1651. — Bibl. de Bordx., 25994h-1.

317. REMERCIEMENT fait au Roy par Mr. le President de
Gourgues, Député de la Cour de Parlement de Bourdeaux, Pour la Paix qu'il a plu à Sa Majesté de donner
à la Province de Guyenne. *S. f. de titre, n. l. n. d.,*
8 pages.

Rec. du Gᵈ Séminaire de Bordeaux.

* 318. REMONSTRANCE de la Province de Guyenne à Monseigneur le Prince de Condé, pour la reunion de la maison royalle. *A Paris*, 1651, 7 pages.

> Moreau, n° 3337, a écrit *Remontrances* au pluriel, ce qui pourrait égarer les recherches. — Il y a une autre édition : *Lyon, J.-A. Caudy & G. Barbier*. Bibl. Nationale, Lb 37-1929.

* 319. RENCONTRE d'un paisan gascon et de Mazarin, déplorant sa misere, partant de Boüillon pour aller en Suisse. *S. f. de titre, n. l. n. d.* (1651), 8 pages.

> Pièce dialoguée en vers français et patois bordelais. Mazarin ayant traversé Bouillon au mois de mars 1651, en route pour son exil momentané, c'est vers cette époque que cette Mazarinade inconnue a dû être publiée, très probablement à Bordeaux. Nous avons deux éditions : l'une est composée entièrement en caractères romains, l'autre moitié en romains et moitié en italiques. Le brave paysan gascon, après avoir couvert le cardinal d'injures, le pend à un arbre et dit à ses camarades qui l'accompagnent :
>
> . . . . Couratge enfans, couratge,
> Rejouissem nous touts, het cambio de lengatge ;
> Foüilham lou bistemen, anem au Cabaret,
> Anem nous ybrouigna de blanc & de claret !

320. RENCONTRE plaisante d'un Bourguignon et du Duc Bernard, allant en Bourgoigne avec sa Nanon. *S. l.*, 1651, 8 pages.

> Pièce en vers alexandrins dialoguée entre Bernard, Nanon et un Bourguignon, et signée V. L. D. B. A. B. B. Curieuse. Bibl. de Bordx., 25994.

* 321. RESPONSE aux officieuses et charitables Remontrances, pour tous les ordres de la Province de Guyenne. *S. l.* 1651, 12 pages.

> Bibl. de Bordx., 25994 J 26 *bis.*

322. RESPONSE de Monseigneur le Duc d'Espernon à la Lettre du Parlement de Bordeaux, du second avril mil six cent quarante neuf. *A Cadillac, par l'imprimeur de Monseigneur le Duc d'Espernon*, 1649, 12 pages.

> Bibl. Nationale, Lb37-1155. Datée, à la fin, de Cadillac, le 6 avril 1649. — Lieu d'impression supposé ; il n'y a jamais eu d'imprimeur dans cette petite ville du Bordelais où le premier duc d'Epernon avait construit au commencement du XVII° siècle un palais somptueux qui existe encore, mais bien délabré, et d'où son fils Bernard, représentant de l'autorité royale, soutenait énergiquement la lutte contre les frondeurs bordelais.

323. RESPONSE de Son Altesse Royale au Roy, à sa lettre du 29. jour d'aoust dernier 1652. *A Bourdeaux, par*

*Pierre du Coq, Imprimeur de Son Altesse Royale, ruë
S. Jammes,* 1652. Jouxte la Copie Imprimée à Paris
avec permission, 8 pages.

Du 7 septembre. — Bibl. de Bordx., 8748.

* 324. RESPONSE (la) de Son Altesse Royalle, escrit *(sic)* à
l'Archiduc Leopold, paur *(sic)* la Paix Generalle d'entre
la Faance *(sic)*, & l'Espagne. *S.f. de titre,* (à la fin :) *A
Paris, du Bureau d'Adresse..., le 17 septembre 1650,* 4 pages
chif. de 1265 à 1271.

Extrait de la *Gazette.* — Bibl. Mazarine, 13867.

* 325. Seconde lettre escrite à messieurs du parlement de
Paris, Par Monseigneur le Prince de Condé, servant de
Responce à l'Escrit envoyé par la Reyne Regente à
Messieurs du Parlement, par Messieurs les Gens du
Roy. *A Bourdeaux, par Guillaume de La Court, Impri-
meur ordinaire du Roy & de Son Altesse,* 1651, 8 pages.

De Saint-Maur, le 9 Juillet 1651. — Moreau ne cite pas
cette édition de Bordeaux et pour celle de Paris qu'il indique, il ne donne pas la date exacte.

326. SÉPARATION (la) de corps et de biens du Duc Bernard avec sa Nanon. Ensemble les prières & supplica-
tions dudit Bernard pour emmener sa dite Nanon en
Bourgogne. *S. l.,* 1641 (pour 1651).

Dialogue entre le duc d'Epernon et sa maîtresse Nanon.
— Pièce en vers. Le seul exemplaire que nous connaissions
de cette mazarinade, Bibl. de Bordx., 25994, est incomplet : il
n'a que quatre pages.

* 327. SIEGE de Cambray sur les Espagnols, par l'armée du
Roy, commandée par le Comte de Harcour. *A Bourdeaux, par Guillaume de La Court, Imprimeur ordinaire
du Roy,* 1049, 0 pages.

Du 2 Juillet.

328. SOLDAT (le) Bourdelois. *S. l. n. d.,* 7 pages.

Pas de titre spécial. Celui que nous donnons est le titre
de départ. Autre édition du *Soldat bourdelois,* non citée par
Moreau, n° 3677. Le traité n'est pas du 28, mais du premier
mai. C'est l'approbation de d'Argenson qui est datée du
28 mai.

329. SOUBMISSION (la) de Bernard à la Fronde. Avec ses
tristes adieux à la Province de Guyenne, & sa consolation sur la despouille de Nanon. *S. f. de titre, n. l. n. d.*
(1651), 8 pages.

Pièce en vers fort intéressante. — Bibl. de Bordx., 25994 J.

* 330 SUITE du Soldat Bordelois, contenant les particularitez de ce qui s'est passé en la Bataille devant la ville
de Libourne en Gascongne : Entre l'armée du Parlement de Bordeaux, & les troupes de Monsieur le Duc
d'Espernon Gouverneur de la Province. Ensemble le
nombre des morts et blessez, de part & d'autre. *A Paris,
chez Claude Morlot, Jouxte la Copie imprimée à Bourdeaux, par Michel Millange*, 1649, 7 pages.

C'est la seconde partie du *Soldat bourdelois* que Moreau
indique, n° 3677, sans en donner le titre, bien qu'elle forme
une pièce à part. — Les combats devant Libourne sont du
25 et 26 mai 1649. Quant à l'édition de *Bordeaux, Michel
Millanges,* que cite Moreau pour le *Soldat* et la *Suite,* c'est
un lieu d'impression supposé ; il n'y a jamais eu dans notre
ville, comme nous l'avons déjà dit, d'imprimeur du nom de
Michel Millanges. D'ailleurs nous doutons de l'édition de Bordeaux, nous ne l'avons vue nulle part.

* 331 SUITE veritable des Intrigues de la Paix, Et des Nego-
tiations de Monsieur le Prince à la Cour jusques à present. *S. l.*, 1652, 7 pages.

Voir dans ce supplément les *Intrigues de la Paix.* — Impression en petits caractères ; mais il y a eu, croyons-nous,
une édition en gros caractères.

332. SUR l'Amnistie de Bourdeaux. — *S. l. n. d.*, 1 f. in-fol.

> Enfin la Garonne soubmise
> De son Prince reçoit la loy,
> Et plus sage que la Tamise
> Elle rend hommage à son Roy :
> Et le peuple qui l'environne
> Suit l'exemple de la Garonne.
> L'Espagne au lieu de secourir
> Selon son dessein ces rebelles
> Leur a donné les escrouëlles,
> Que le Roy seul pouvait guarir.

C'est le texte complet de cette pièce assez amusante. —
Bibl. Nationale, Inventaire Ye 329. On a écrit au bas de cet
exemplaire : « Imprimé chez Sebast. Cramoysy, A Paris, le
28. Août 1653. » Cette feuille a pu faire partie d'un recueil de
poésies.

333. TESTAMENT general de Bernard Duc D'Espernon, sur
son dernier adieu a la Guyenne. *Jouxte la Copie imprimée à Paris.* 1651, 8 pages.

Violente satire, sous forme de Testament, contre le duc
d'Epernon et quelques personnages de son parti. — Cette
pièce n'est pas la même que le n° 3763 de Moreau. — Bibl.
de Bordx., 25994.

334. TOMBEAU (le) funèbre de Monseigneur le Duc de
Valois. Présenté à toute la France. Par J.-M. Bourdelois.

A Paris, chez Jean Brunet, rue Sainte Anne, 1652, 7 pages.

Bibl. de Bordx., 8746.

* 335. TRANSPORT (le) de Resouyssance du peuple de Bordeaux, pour Monseigneur le Prince de Condé. *S. f. de titre, n. l. n. d.*, 7 pages.

Pièce en vers signée A. D. T. H. S. D. M. L. P. et célébrant la nomination du Prince de Condé comme Gouverneur de Guienne, par conséquent publiée à Bordeaux.

336. TRANSPORTS (les) de Joye de la Ville d'Acqx, depuis la nomination de Monseigneur le Prince au Gouvernemen. de Guyenne. *S. f. de titre, n. l. n. d.*, 12 pages.

Bibl. de Bordx., 8748-94. —   •

* 337. TRES-HUMBLE Remonstrance du Parlement de Bordeaux au Roy. Sur le Discours faict contre Monseigneur le Prince Gouverneur de Guyenne. *A Bourdeaux, par J. Mongiron Millanges, Imprimeur ordinaire du Roy*, 1651, 4 pages.

De Bordeaux, le 30 août 1651.

338. TRES-HUMBLE (la) Remonstrance que la Ville de Marmande fait à son Altesse sur le sujet des incommodités presentes qu'elle soufre *(sic)*. *S. f. de titre, n. l. n, d.*, 4 pages chif. de 29 à 32

Rec. du Gᵈ Séminaire de Bordeaux.

339. TRES-HUMBLES (les) actions de graces que Bourdeaux fait à Dieu, au Roy, à Monseigneur le Duc d'Orléans, & à Mademoiselle sa fille, du bien qu'il a reçeu de leur main libérale, & du serenissime & tres-Illustre Gouverneur que leur bonté luy a donné. *S. f. de titre, n. l. n. d.*, 8 pages.

Bibl. de Bordx., 25994h-45. — Pièce en vers.

340. TROPHÉES (les) de l'illustre vainqueur, ou louange à Monseigneur le Prince de Condé, Gouverneur & Lieutenant General pour le Roy en Guyenne. *A Bourdeaux, par Guillaume de La Court, Imprimeur ord. du Roy, et de Son Altesse...* 1651, 1 f. titre, 1 f. blanc et 11 pages.

Pièce en vers non signée. — Bibl. de Bordx., 8748-106.

341. VAILLANCE (la) Mazarine et Bernardine : Ensemble, le Testament de Mazarin, et l'esloignement de Bernard. *S. f. de titre, n. l. n. d.* (1651), 8 pages.

Pièce en vers. — Bibl. de Bordx., 25994J.-14. —

* 342. VERITABLE Relation de ce qui s'est passé Entre le (*sic*) habitans de la Ville d'Angers... *A Bourdeaux, par Guillaume de La Court, Imprimeur ordinaire du Roy, & de Son Altesse.* Jouxte la coppie Imprimée à Paris, par ordre de Son Altesse Royale. *S. d.* (1652), 8 pages.

> Moreau, n° 3947, n'a connu que l'édition de Paris.

* 343. VERITABLE Response faite par les Dames du Parlement de Paris, à la Lettre qui leur a esté escrite par les Dames du Parlement de Bourdeaux, pour les remercier de la Paix, suivant l'extraict tiré de leurs Registres. *S. f. de titre, n. l., n. d.* (1650), 8 pages.

> De Paris, le 28 octobre 1650. — Moreau, n° 3961, cite l'édition de Paris, pour donner la date précise, mais il a ignoré celle *S. l.* que nous indiquons ici, de même qu'il a ignoré l'édition *S. l.* de la *Lettre des dames du parlement.* Voir notre n° 246 et le n° 2071 de Moreau.

344. VERITABLES (les) Ravissemens du vray cœur Bourdelois, sur le Triomphe de la Fronde, et sur l'heureux évenement de Monseigneur le Prince de Condé à son gouvernement de Guyenne. *S. l. n. d.*, 8 pages,

> Pièce en vers signée P. D. R. — Rec. du G^d Séminaire de Bordeaux.

* 345. VICTOIRE (la) de l'Innocence de Messieurs les Princes. *A Bourdeaux, par Guillaume de La Court, Imprimeur ordinaire du Roy, & de Son Altesse*, 1651, 8 pages.

* 346. VILLE (la) de Bourdeaux à Monsieur le Prince de Condé sur son Innocence, & sa sortie du Havre de Grace necessaire à l'Estat. *S. l. n. d.*, 8 pages.

> Pièce en vers non signée.

TABLE CHRONOLOGIQUE

Vendôme. — Typ. F. Empaytaz.

OUVRAGES DU MÊME AUTEUR :

NOTICES BIOGRAPHIQUES sur les Imprimeurs et Libraires Bordelais des XVIᵉ, XVIIᵉ et XVIIIᵉ siècles...
Ouvrage illustré de sept planches hors texte et de vignettes. *Bordeaux, M. Mounastre-Picamilh, libr.-édit.*, 1900, in-8.... **15 fr.**

LES MAITRES D'ARMES BORDELAIS du XVIIIᵉ siècle, avec les statuts de la corporation, des documents et des notices biographiques. *Bordeaux, M. Mounastre-Picamilh, libr.-édit.*, 1902, in-8, avec un frontispice et des fac-similés........ ..... **7 fr. 50**

Vendôme. — Typ. F. EMPAYTAZ.